健康Smile

88

健康Smile

88

健康Smile

88

健康Smile

88

第一本認識恐懼的神經科學

讓焦慮不見了

Rewire Your Anxious Brain

別讓擔憂、恐懼和焦慮，耗盡你對美好生活的嚮往！

凱瑟琳・皮特曼（Catherine M. Pittman）
伊莉莎白・卡爾（Elizabeth M. Karle）／著

李明芝／譯

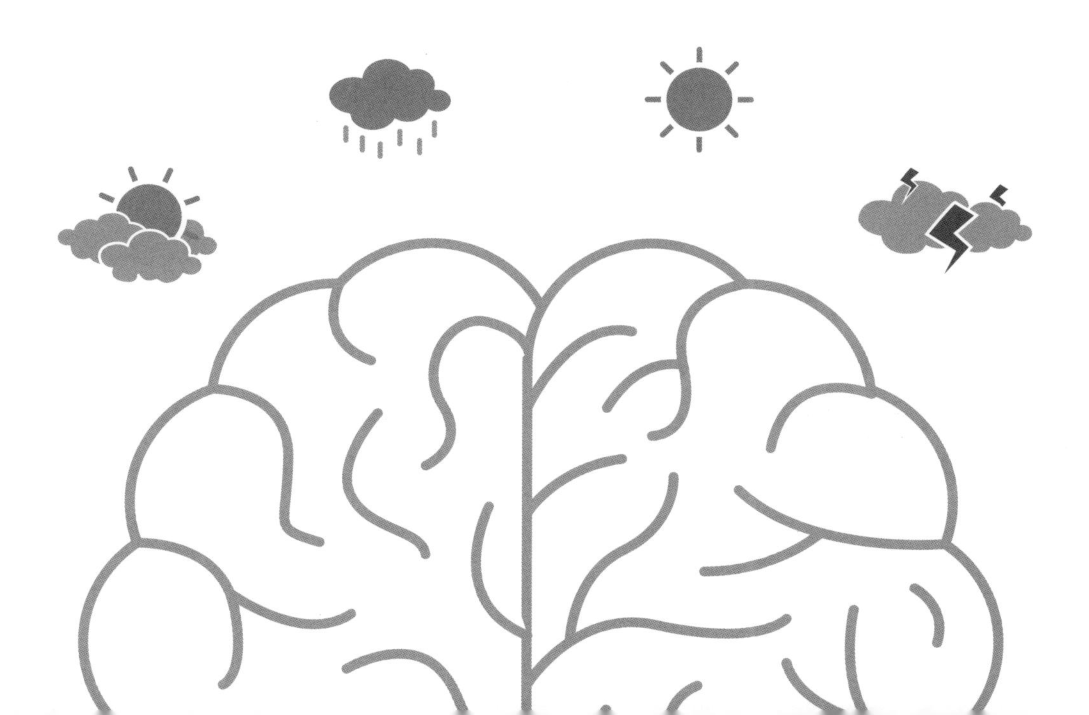

健康Smile 88

第一本認識恐懼的神經科學讓焦慮不見了

別讓擔憂、恐懼和焦慮，耗盡你對美好生活的嚮往！

作　　者　凱瑟琳・皮特曼 Catherine M. Pittman、伊莉莎白・卡爾 Elizabeth M. Karle
翻　　譯　李明芝
書封設計　柯俊仰
特約美編　李緹瀅
特約編輯　曾鈺婷
主　　編　高煜婷
總 編 輯　林許文二

出　　版　柿子文化事業有限公司
地　　址　11677臺北市羅斯福路五段158號2樓
業務專線　（02）89314903#15
讀者專線　（02）89314903#9
傳　　真　（02）29319207
郵撥帳號　19822651柿子文化事業有限公司
投稿信箱　editor@persimmonbooks.com.tw
服務信箱　service@persimmonbooks.com.tw

業務行政　鄭淑娟、陳顯中

初版一刷　2022年12月
　　二刷　2022年12月
定　　價　新臺幣399元
I S B N　978-626-7198-11-7

REWIRE YOUR ANXIOUS BRAIN: HOW TO USE THE NEUROSCIENCE OF FEAR TO END ANXIETY, PANIC, AND WORRY by CATHERINE M. PITTMAN, PHD AND ELIZABETH M. KARLE, MLIS

FB粉專搜尋 60秒看新世界
～柿子在秋天火紅 文化在書中成熟～

國家圖書館出版品預行編目(CIP)資料

第一本認識恐懼的神經科學讓焦慮不見了：別讓擔憂、恐懼和焦慮,耗盡你對美好生活的嚮往!/凱瑟琳.皮特曼(Catherine M. Pittman), 伊莉莎白.卡爾(Elizabeth M. Karle)著；李明芝譯. -- 一版. -- 臺北市：柿子文化事業有限公司, 2022.12
　面；　公分. --(健康Smile；88)
譯自：Rewire your anxious brain : how to use the neuroscience of fear to end anxiety, panic, end worry

ISBN 978-626-7198-11-7(平裝)

1.CST:焦慮症 2.CST: 生理心理學

415.992　　111017320

國內推薦

Recommend

我們都是第一次當人，出現焦慮的時候難免都會不知所措，難免會因為焦慮的情緒做出很多後悔的事情。

是誰在控制焦慮呢？有沒有遇過有人一開車、一騎車，脾氣就從小鳥依人小可愛變成河東獅吼金剛芭比？這都是大腦某個淘氣份子失控了。

別擔心，我們可以透過短暫的學習、訓練大腦讓焦慮感降低甚至消失。看起來很不可思議吧？都寫在這本書裡面了。

一郎人生

心理學YouTuber

《第一本認識恐懼的神經科學讓焦慮不見了》一書，以簡單易懂的神經科學知識為基礎，解析、詮釋焦慮、恐懼、畏懼等精神困擾在腦內的故事與其病理的來龍去脈，並發展「焦慮的自我療癒方法」，超越了傳統內在心理衝突的理論。

本書展現二十一世紀腦科學時代，如何以腦特定部位呈現一個人有利存活於世的特定精神功能，及其衍生的精神困擾（例如焦慮情

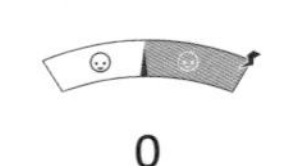

緒與相關身體不適）的神經機轉，可貢獻於大眾瞭解腦－精神功能與精神健康的維護。

值得推薦！

胡海國

國立臺灣大學醫學院名譽教授、精神健康基金會董事長

「焦慮」讓我們面對生活情境時可以提高警戒、避開危險或面對挑戰，是不可或缺的一種情緒與助力。不過，如果焦慮過度擴大或延伸時，就會阻礙我們的生活，讓我們過度警覺、逃避問題或像隻刺蝟般過日子，成了生活的阻力。

本書透過科學的研究基礎，讓我們理解焦慮形成的生理與心理機制，並引導我們覺察不適切的焦慮信念，透過練習轉換信念與焦慮，當焦慮不再是阻礙我們前行的阻力時，我們將可利用這股助力成長與茁壯。

張榮斌

臨床心理師、「張心理師的運動處方箋」版主

臨床觀察發現，許多個案應對焦慮的策略，往往是走硬碰硬的路線——想盡辦法趕走、壓抑焦慮的情緒、想法和身體感受。不過，個案的努力往往換來的是一次又一次的失望，更甚者，被壓抑的焦慮不但沒有消失，反而會愈演愈烈，就像趕不走的魔王一樣。

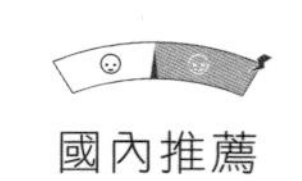

本書立基於近代神經科學、情緒科學與實證心理治療理論，讀者在讀完之後會「啊哈」地發現：焦慮一開始的立意是良善的，只是它太「認真」了，而這種太認真的焦慮，在遠古時代其實是一件好事，但如果應用在近代社會，確實是有些不合時宜了。

因此，真正有效應對焦慮的方法不是硬碰硬，而是手牽手：認識焦慮、理解它的用意，並找到舒緩焦慮、安撫身體感受、與焦慮和平共存的新策略。

好消息是，本書將這些工具整理好了，為焦慮所苦、想更認識焦慮的讀者，本書不容錯過。

蘇益賢

臨床心理師

著有《練習不壓抑》、《練習不快樂?!不快樂是一種本能，快樂是一種選擇》等

具名推薦

Recommend

胡展誥

諮商心理師

陳德中

台灣正念工坊執行長

許瑞云

身心靈暢銷書作家、心能量管理中心醫師

許嬰寧

諮商心理師

劉仲彬

臨床心理師

謝伯讓

臺灣大學心理系副教授

國際推薦

Recommend

從害怕到恐懼和恐慌，這本指南揭開了擔憂的神祕面紗，並提供能帶領你提高心理彈性的生活策略（編著：「心理彈性」指個體從消極經歷、壓力事件中恢復與適應的能力）。

李德・威爾遜（Reid Wilson）博士

《不要恐慌》作者

恐懼、擔憂、焦慮、恐慌和憂鬱，這些情緒阻擋一個人過上充實的人生。

《第一本認識恐懼的神經科學讓焦慮不見了》絕妙地揭開大腦的神祕之處，也闡明了它如何引起焦慮，讓人得以更有效地控制自己的症狀和管理自己的生活。

我使用過本書的概念治療罹患創傷後壓力症候群（PTSD）的退伍軍人，親眼見證他們的生活變得更能自理，這是一本相當值得一讀的好書。

蘇珊・梅耶斯（Susan Myers）

整全護理師暨認證專科臨床社工師

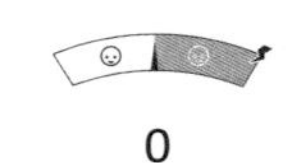

0

透過《第一本認識恐懼的神經科學讓焦慮不見了》，訓練有素的行為科學家凱瑟琳・皮特曼，將自身對恐懼、焦慮和學習的深入科學理解帶進了個人經驗的世界中。

很少有科學家能實踐從科學傳播到公眾傳播的轉換，但是，我認為皮特曼與共同作者伊莉莎白・卡爾確實非常成功地做到了這點，令人十分驚豔。

讀者不該卻步於本書一開始所呈現的大腦機制，因為《第一本認識恐懼的神經科學讓焦慮不見了》內容驚人地易讀且充實。除此之外，正是這些資訊為面臨焦慮挑戰的讀者提供了基礎，讓他們日後在發展有效的因應策略時可以使用——讀者應該要能從中找得到關於焦慮的出處、原因和作用之清楚闡述及如何管理，這樣才是一本減輕焦慮的好讀物。

J・布魯斯・奧弗米爾（J. Bruce Overmier）博士
明尼蘇達大學心理學、神經科學和認知科學研究所榮譽教授

在為苦於焦慮的人所撰寫的各式各樣自助書海當中，我認為，由凱瑟琳・皮特曼和伊莉莎白・卡爾共同著作的《第一本認識恐懼的神經科學讓焦慮不見了》有其獨到的貢獻。

兩位作者以流暢的書寫，向讀者說明她們對大腦如何運作的理解，既沒有居高臨下的姿態，也不會讓讀者感到不堪負荷——這門科學成為了減少困惑、恐懼和羞愧的基礎。

此外，作者也在《第一本認識恐懼的神經科學讓焦慮不見了》

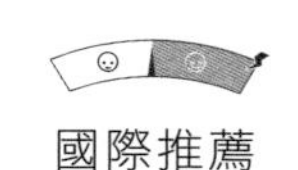

書中提出合理易懂的建議，可以用來修改源自於不同大腦迴路且受它們維持的焦慮模式。

莎莉・溫斯頓（Sally Winston）心理學博士
馬里蘭州焦慮和壓力疾病研究所共同主持人

讀者迴響

Recommend

★★★★★身為一個患有焦慮症並嘗試了很多方法來緩解它的人，這是我所讀到第一本從神經學層面對焦慮提出解釋的書。在對這個主題有更深入的了解後，我感到被完全解放了；光是能這樣理解焦慮，對我來說就很有意義！我會向所有受任何類型焦慮所苦的人推薦這本書。

★★★★★自從我在十多年前被診斷出患有廣泛性焦慮症後，就一直在服藥，並且不斷地在接受治療和停止治療間擺盪。我閱讀了許多書，當中的一些資訊讓我學習到如何緩解焦慮，可惜似乎都沒能長期維持下去——我學到一些東西，感覺好一陣子，然後焦慮的情況又會回來。然而，在這本書的幫助下，我現在可以從生物學的角度去認識焦慮，理解焦慮情況背後的許多為什麼，我多希望能回到十四年前，告訴二十歲的自己，這一切都是有原因的！推薦有和我相同困擾的人，讀完它，然後去找你的治療師聊聊。

★★★★★由於一次創傷性事件，我開始恐慌發作。第一次發作時，我以為我要死了！在接下來的幾個星期裡，我數次被恐慌攻擊，然後才意識到我在焦慮。一位朋友推薦我讀《第一本認識恐懼的神經科學讓焦慮不見了》，我狼吞虎嚥地讀完它。沒多久，我便經歷了我至今最糟糕的一星期，連續好幾天恐慌發作，但因為我讀過這本書，能理解自己的身體正在發生什麼事、為什麼會發生，以及如何抵消它。通過練習冥想、肌肉放鬆，並理解到是我的想法導致恐慌發作，我慢慢調整自己，現在我感覺到自己恢復正常了。如果不是這本書，我真的不知道該怎麼辦……最重要的是，你必須明白：焦慮是可以治療的。你會度過這個難關的，這會過去的，請讓焦慮成為你成長的機會。請閱讀這本書，並尋求專業協助、接受治療，不必感到羞恥。度過這次恐慌發作的經歷之後，我更加了解自己，並且有了新的內在力量和信心。

★★★★★即使腦科學不是你的菜，這本書仍然非常有用和實用。

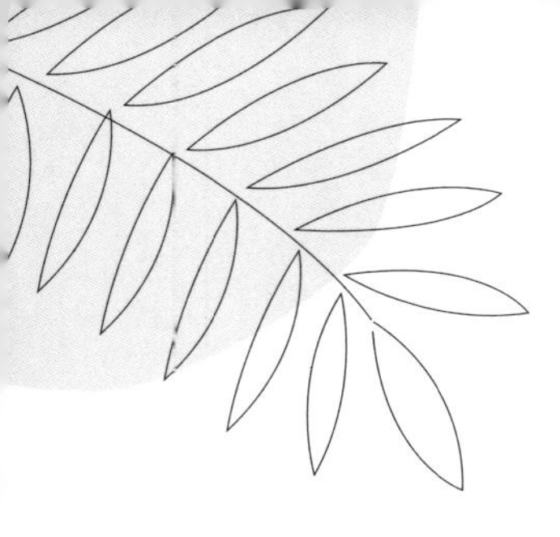

僅以此書獻給所有身陷焦慮或恐慌之苦的大人與小孩、需要日常勇氣來找到方法度過這種經歷的老老少少。

誠摯希望本書能幫助各位活出自己想要的人生。

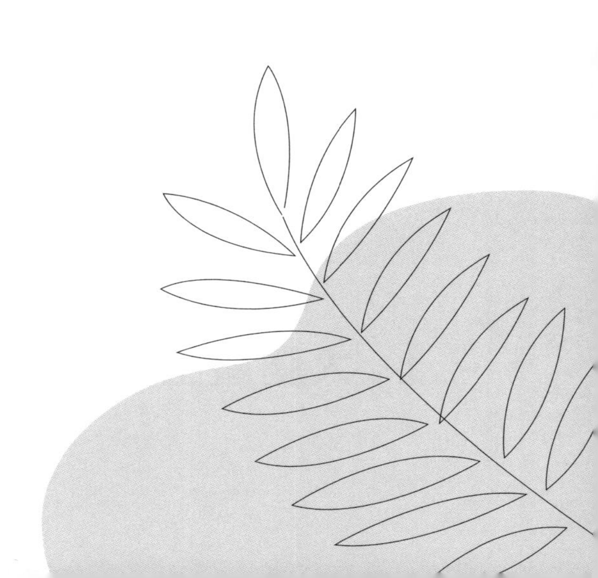

Contents

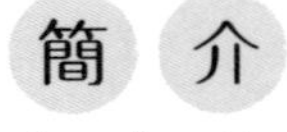

Introduction

人為什麼會焦慮？

有一天，你在開車上班途中突然想到：「我關瓦斯爐了嗎？」你開始在心中一步步回想稍早前做了些什麼，但你還是想不起究竟有沒有關瓦斯。你大概是關了……但如果沒關，那該怎麼辦呢？

當你想像爐子猛然著火的畫面時，焦慮開始升起。就在此時，前方的車突然急踩煞車，你緊握著方向盤，用力踩下自己的煞車，及時把車停住。

你全身上下被一股洶湧的能量激起，心臟不停怦怦亂跳，但你是安全的。你做了幾次深呼吸，心裡想著：「剛剛真的是好險啊！」

焦慮似乎無所不在。如果你仔細想想先前描述的故事情節，你會注意到它們展示了兩種非常不同的焦慮開端——透過我們**在想什麼**，以及透過我們**對環境的反應**。

關於神經系統之結構和功能的科學（大腦也涵蓋在內），也就是——「神經科學」領域，在經過多年研究後得出以下理解：啟動焦慮的是兩個截然不同的大腦區域——**皮質**與**杏仁核**。

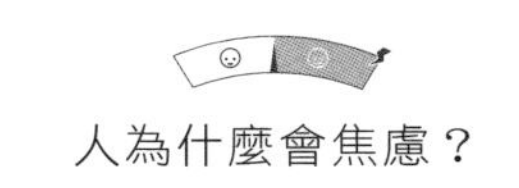

上述的簡單例子（包括想像中的爐火和急煞的汽車）清楚闡明了本書的基本原理：

腦中有兩條不同的途徑可以產生焦慮，如果想要最大程度地緩解焦慮，那就必須了解和處理這兩條途徑。

在這個例子當中，皮質途徑的焦慮是由「整天爐火沒關的可能風險」的想法和想像所喚起，而出自另一條焦慮生產途徑的訊息，更是直接穿越杏仁核，確保你能做出快速反應，以免追撞另一輛車。

每個人都能透過這兩條途徑經歷焦慮。或許有人已經發現，自己比較常出現某一條途徑所產生的焦慮。後續你將會看到，根本之道在於**辨識**這兩條途徑，並以最有效的方法處理各條途徑。本書的目的是說明這兩條途徑之間的差異，並且呈現焦慮如何在各條途徑中產生，最後提供實用的方法來修改各途徑的迴路，從而減輕生活中的焦慮及其所帶來的負擔。我們將在後文讓你看到，人們實際上能如何改變腦中的途徑，好讓它們比較不可能製造焦慮。

焦慮原本是為了幫你應付危險

焦慮是一種複雜的情緒反應，跟恐懼很類似，兩者都出自類似的大腦歷程（腦中發生各式活動的過程），並且造成類似的生理和行為反應——兩者都起源於大腦用來**幫助所有動物應付危險**的部分。

然而，**恐懼並不等同於焦慮**，因為恐懼通常與一個當前、明確且可識別的威脅有關，但焦慮是在沒有立即危險的情況下發生。換句話說，我們在真正陷入危險時感到恐懼，像是對向有輛卡車越過中

線、朝著我們開過來；我們在有擔心、懼怕或不舒服的感覺時感到焦慮，但在那個時刻並沒有身處險境。

每個人都會經歷恐懼和焦慮。有些事件可能會使我們感覺到危險，像是強烈的暴風雨晃動我們的房子，或是看見陌生的狗朝著我們飛奔過來。在我們擔憂遠方心愛的人安不安全時、在我們於夜半聽見奇怪的聲響時，或是在工作或學業的截止日即將到來前細思我們需要完成的一切時，焦慮便會出現。

許多人經常感到焦慮，特別是在某種壓力之下，然而，**當焦慮干擾生活的重要面向時，問題這才開始**。在這種情況下，我們需要充分掌握自己的焦慮並奪回控制權；我們需要了解如何應付焦慮，這樣它才不會侷限我們的人生。

焦慮可能以驚人的方式限制人們的生活，其中有許多看起來並不像是由焦慮所引起的。

舉例來說，有些人會受到醒著就縈繞不去的擔憂折磨，有些人可能是發現自己有難以入睡的情況；或許有些人很難離開家，有些人則害怕公開談話可能會威脅自己的工作；新手媽媽每天早上可能必須花幾個小時完成一系列的儀式，之後才能把小孩交給保母；十幾歲的男孩或許在自己的家被龍捲風摧毀後，就不時受到惡夢驚嚇，還在學校因為打架而被停學；因擔憂遇到大蜘蛛的機率而引發的焦慮，可能使水管工人的收入減少到無法養家活口的程度；小孩可能不情願去上學，也不願意跟老師談談，他的教育因而受到了阻礙。

儘管焦慮會強力剝奪一個人完成許多基本日常活動的能力，但這些人全都可以**再次全心地投入生活**，他們可以了解自己發生困難的

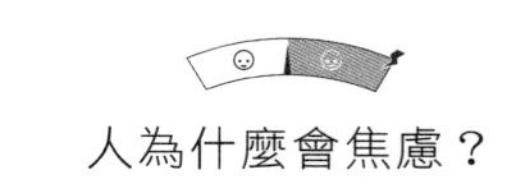

原因，並且重新找回自信心——能有這樣的了解，要歸功於近期關於製造焦慮的大腦結構知識出現了重大變革。

解鎖焦慮密碼的神經科學

過去二十多年來，世界各地的實驗室持續研究著關於焦慮的神經基礎。動物方面的研究，已揭露關於恐懼的神經基礎的新細節，也找到了偵測威脅和啟動保護反應的大腦結構；與此同時，功能性磁振造影和正子斷層掃描之類的新技術，則提供了有關人腦在各種情境下如何反應的詳細資訊。

透過回顧、分析與整合這些新興知識，神經科學家得以將動物研究和人類研究串連起來，拼湊出恐懼和焦慮成因的清楚樣貌，提供我們一種超越人類理解其他所有情緒的了解。

。皮質與杏仁核——大腦製造焦慮的兩條途徑

這些研究揭露了一件非常重要的事：在我們的大腦當中，有兩條截然不同的途徑能製造焦慮。一條始於「大腦皮質」（cerebral cortex），這是腦中大片、複雜的灰色部分，涉及我們關於情境的知覺和思想。另一條則直接穿越「杏仁核」（amygdala，雖然結構是兩個，但英文通常用單數指稱），這是兩個小小杏仁形狀的結構，大腦兩邊各有一個；杏仁核會觸發古老的戰或逃反應，從地球上最早出現的脊椎動物開始，這種反應就幾乎沒什麼改變地一路傳承下來。

。心理治療向來側重焦慮的皮質途徑

兩條途徑在焦慮中都佔有一席之地，不過有些類型的焦慮跟皮質比較有關，而其他類型可能直接歸因於杏仁核。

關於焦慮的心理治療，注重焦點通常放在皮質途徑，利用的是涉及改變想法，以及有邏輯地對焦慮進行抗辯的治療方法。然而，有愈來愈多研究指出，杏仁核的角色也必須深入理解，才能更完整地繪製焦慮如何產生及焦慮能如何控制的樣貌。在本書中，我們將會探討這兩條途徑，讓你得以一窺焦慮的全貌，並且無論起源為何都能懂得如何改變。

你可能對皮質相當熟悉，大腦的這個部分填滿頭骨的最頂端。它是大腦的思考部分，有人認為就是腦中的這個部分使我們之所以為人，因為它讓我們能推理、創造語言並從事複雜的思考，例如邏輯和數學。擁有龐大大腦皮質的物種，往往被視為比其他動物聰明。

整體而言，瞄準皮質途徑的焦慮治療取向為數眾多，而且通常是聚焦在「認知」（cognition），這個心理學術語指的是「多數人稱為『思考』的心智歷程」。源自於皮質的想法可能是**焦慮的原因**，或者它們可能具有**影響焦慮升高或降低**的作用——在許多情況下，改變自己的想法可能有助於制止認知過程啟動或促成焦慮。

。不可再忽略焦慮的杏仁核途徑

直到近期，用於焦慮的治療仍較少考慮到杏仁核途徑。杏仁核

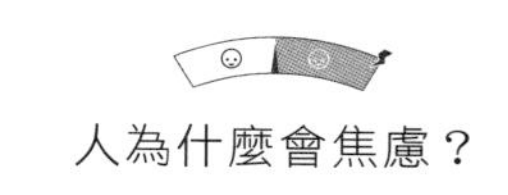

雖小，卻是由成千上萬專屬於不同目的的細胞迴路所組成，這些迴路會影響愛、羈絆、性行為、憤怒、攻擊和恐懼。杏仁核的角色是將情緒的重要性附加在情境或物體上，並且形成「情緒記憶」，這些情緒和情緒記憶可能是正向或負向的。在本書中，我們關注的是杏仁核如何將焦慮附加在經驗中，並且創造出產生焦慮的記憶，這有助於你了解杏仁核，讓你學會如何改變它的迴路，以便將焦慮降至最低。

人類並無法有意識地察覺杏仁核將焦慮附加在情境或物體上的方式，那就好比我們無法有意識地察覺肝臟正在幫助消化。然而，杏仁核的情緒處理，對我們的行為卻有著深遠的影響。本書將會討論到，杏仁核在產生焦慮反應時的地位可謂重中之重——雖然皮質可以啟動或促成焦慮，但仍需杏仁核才能觸發焦慮反應，這就是徹底解決焦慮之所以需要同時處理皮質與杏仁核途徑的原因。

本書使用方式

本書第一部「大腦產生焦慮的基本原理」，專門用於解釋皮質與杏仁核途徑。我們會以個別與結合彼此的兩種角度，詳細說明這兩條途徑的不同運作方式。一旦你對各條途徑如何製造或增強焦慮有良好的基本認識，我們便會根據你對腦中迴路的這些理解，進一步教你對抗、阻斷或抑制焦慮的具體策略。我們將在第二部提出你能用來改變杏仁核途徑的策略，改變皮質途徑的策略則放在第三部。在最後的〈結論：過上更能面對焦慮的生活〉P242，我們將會協助你運用你所學到關於改變大腦的一切知識，以便過上更能抵抗焦慮的人生。

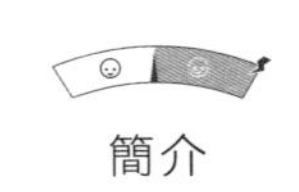

利用「神經可塑性」來抵抗焦慮

過去二十多年來，研究已經揭開關於大腦的一項事實：大腦具有驚人程度的「神經可塑性」（neuroplasticity），也就是——大腦擁有改變其結構和重新組織其反應模式的能力。

即使是曾經被認為成年後不可能再改變的大腦部分，也都能被修改——**大腦實際上擁有令人驚嘆的改變能力。**舉例來說，因為中風而大腦受損的人，可以學習使用大腦的不同部分來移動他們的手臂；又例如，在某些情況下，只要短短幾天，腦中用於視覺的迴路就能發展出對聲音反應的能力。

大腦中的新連結往往以驚人的簡單方式來發展：研究已經證實運動能促進腦細胞的廣泛生長，甚至有研究發現，光是**「想到」**要做某些行動（像是丟球或用鋼琴彈奏歌曲），就能造成腦中控制這些動作的區域發生改變。除此之外，某些藥物也能促進大腦迴路的生長和改變，這一點在結合心理治療時尤為顯著——事實上，光是心理治療就確實能讓大腦產生變化，它能減少一個區域的活化，並提高另一個區域的活化。

很顯然的，和許多人（科學家也在其中）曾經假定的不同，**大腦並不是固定不變的。**你的大腦迴路不是完全由遺傳決定，它們也會受到你**經驗**、**思考**和**行為**的形塑。無論你的年紀多大，你都能重塑你的大腦來做出不同的反應——雖然的確有所限制，但大腦能夠被改變的潛力和彈性程度實在令人訝異，這當中還包括改變大腦製造過度焦慮（甚至到了會造成問題的焦慮程度）的傾向。

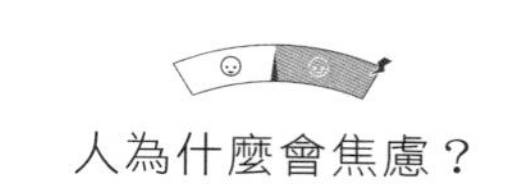

我們將會幫助你利用神經可塑性，連同對於皮質與杏仁核途徑如何運作的理解，對你的大腦做出持久的改變。你可以用這些訊息轉化你的大腦迴路，好讓它能抵抗焦慮，而不是製造焦慮。

與醫師和藥物攜手合作

在你運用本書介紹的策略時，我們強烈建議你尋求專業協助，尤其是認知行為治療。認知行為治療師所受的訓練是辨認產生焦慮的想法和本書提到的其他技巧，包括暴露療法。許多學門的治療師也都受過認知行為治療的訓練，例如社工師。在選擇治療師時，千萬要記得詢問對方是否具備認知行為治療方法的相關知識，特別是暴露療法和認知重構。

如果你正在服用抗焦慮藥物，如何聰明地利用它們來支持你修改焦慮的過程就很重要。如果幫你開藥的是家庭醫師，我們強烈建議你諮詢精神科醫師，因為他們更懂得抗焦慮藥物、大腦，以及藥物如何影響大腦，除此之外，精神科醫師也更有可能熟悉暴露療法和認知行為治療。

不過，你必須明白，精神科醫師在減輕焦慮方面所受的訓練，不一定包括本書所提到的各種基於杏仁核與皮質的策略——許多尋求治療焦慮症的人期待精神科醫師能提供療法，結果在發現他們只注重藥物時大感震驚。請記住，精神科醫師並不是治療師，他們是受過心理疾患治療訓練的醫師，主要的作法是使用藥物。

如果你跟精神科醫師討論到藥物的使用，請確保你們雙方都考慮到以下兩類藥物之間的區別：在短期內緩解焦慮的藥物，以及能協助你以更持久的方式修改腦中焦慮反應的藥物。你最好也要向醫師說明你正用來對抗焦慮的方法，好讓你服用的任何藥物都能在過程中給予支持。當然，一定要告知精神科醫師你所遇到的藥物副作用。

你必須與你的精神科醫師和治療師（如果有的話）保持良好的溝通，這能讓你焦慮的大腦在更容易重新串連的過程中發揮極大的功用——在評估特定藥物是否有用及如何影響治療過程方面，你們每個人都可以做出重要的貢獻。

你沒有必要「完全」擺脫焦慮

在最好的狀況下，焦慮可以幫助你保持警覺和專注，它能讓我們的心臟怦怦狂跳，帶給我們（比如說贏得賽跑）額外所需的腎上腺素。然而，在最糟的狀況下，它可能大肆破壞我們的生活，使我們麻痺到動彈不得的地步。

如果你深受焦慮之苦，尤其是焦慮症患者，就能體認到它有多讓人失能。然而，完全擺脫焦慮是不切實際的目標，這不僅不可能，實際上也沒必要。有些人害怕飛行，這可能嚴重限制了他們的職業，但是其他人卻可以終生幾乎無感地輕易避開需要坐飛機的情形。

如果你把注意力集中在那些經常或嚴重妨礙你過上理想生活的焦慮反應上，很好，這麼做是正確的。現在，請花點時間，想想焦慮或逃避如何干擾你人生的相關例子。如果對你有幫助，就把這些例子寫下來。請想想那些由於焦慮而難以實現的潛在目標；此外，焦慮的

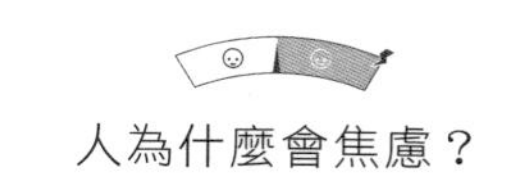

影響範圍可能擴及未來的決定，所以務必留心日常生活以外的情況：請問問自己，焦慮是否阻擋你做某些事，像是旅行、換工作或勇敢面對問題？

當然，你不可能立刻解決所有的情況。以下幾個考量有助於你選擇關注哪些情況、首先關注哪些情況。你可以先從最常打交道的情況開始著手，或者你可能會想從導致最高度焦慮的情況開始。

無論如何，你需要把焦點放在「減輕焦慮後會讓生活真正有所不同」的那些情況上。

▸練習・確認你的人生目標 ++

本書的中心目標是讓你**有力量過你想過的生活**，從而實現自己的抱負。因此，在決定希望修改哪些焦慮反應時，請仔細考慮你的個人目標——你為自己訂的短期和長期目標是什麼呢？

為了幫助你釐清，請完成以下句子。在完成每一句時，請試著想像如果焦慮不再是限制因素，你會想做些什麼：

在未來，我希望看見自己＿＿＿＿＿＿＿＿＿＿＿＿＿＿

一年後，我想要＿＿＿＿＿＿＿＿＿＿＿＿＿＿＿＿＿＿

八週後，我想要＿＿＿＿＿＿＿＿＿＿＿＿＿＿＿＿＿＿

如果我沒那麼擔心＿＿＿，我會＿＿＿＿＿＿＿＿＿＿＿

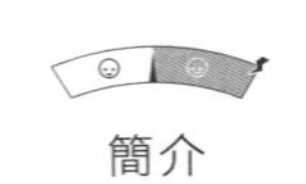

牢記影響你生活最深的焦慮反應，現在你已經準備好學習如何改變這些反應了。讓我們進入第一章，從腦中製造焦慮的兩條途徑開始。了解這些途徑中的迴路如何運作，以及如何繞過、中斷或改變那個迴路，將是你改變人生的第一步。

1.

大腦產生焦慮的基本原理

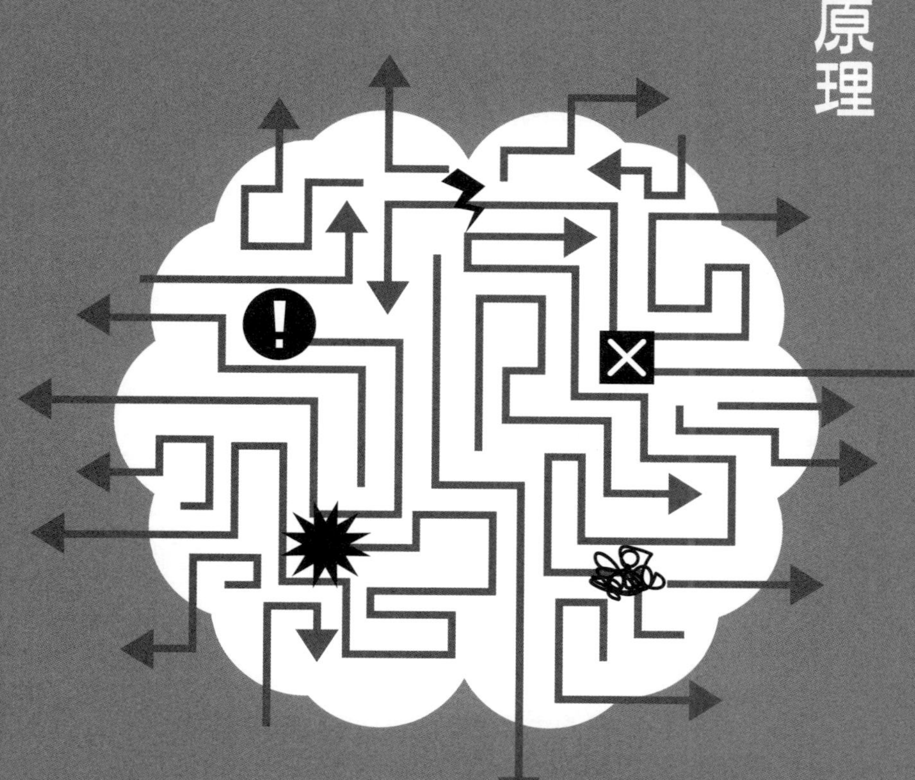

Chapter

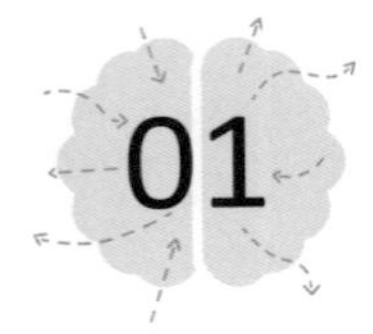

01 大腦如何製造焦慮？

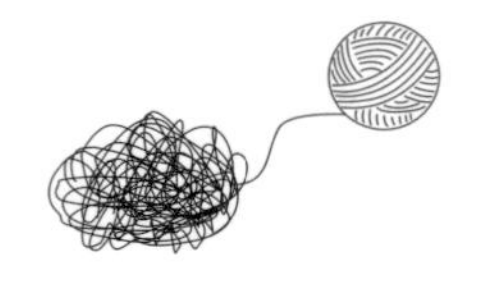

本章將從一個承諾開始：我們在書中向你介紹的關於大腦的一切，全部都是有用且實際的訊息，不僅可以闡明焦慮的原因，還能幫助你了解如何改變大腦，以減少焦慮經驗的形成。針對大腦產生焦慮所涉及的所有神經過程，我們不會講得過於細節、專業，而是僅提供一個簡化的基本解釋，藉此幫助你了解為什麼某些策略有助於你控制焦慮。

導致焦慮的兩條神經途徑

當我們在不知道自己焦慮的原因是什麼的情況下就嘗試做出改變，其實是陷自己於不利之地。焦慮是由大腦所產生的，如果特定的大腦區域沒為此做出貢獻，焦慮就不會出現。大腦是個相互連結且極其複雜的系統，其中有許多依然神祕未解，不過，我們還是能從中辨認出兩個普遍的焦慮來源，並且有一些技巧可以用來針對這些特定的焦慮來源，幫助你更有效地控管焦慮或預防焦慮的產生。

在大腦中，導致焦慮的主要來源是兩條神經途徑——它們可以啟動焦慮反應。

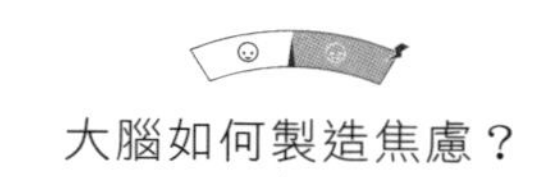

其中之一是**皮質途徑**，多數人在推敲焦慮的原因時，主要想到的就是皮質途徑——皮質是感覺、思想、邏輯、想像、直覺、有意識的記憶和計畫的途徑。治療焦慮通常會針對皮質途徑，這大概是因為它是更有意識的途徑，意思是說，我們往往**能察覺**這條途徑發生了什麼，也較容易「讀取」大腦的這個部分正在記起和關注些什麼。比方說，如果你發現，自己的想法不斷轉向會讓焦慮攀升的念頭或意象，或者忍不住一直懷疑、漸漸地被擔憂占據，抑或固執地不斷試圖想出問題的解答，那麼你所經歷的大概是基於皮質的焦慮。

另一個則是**杏仁核途徑**所製造的焦慮，它可能對身體產生強力的生理影響。杏仁核與大腦其他部分的連結眾多，使它能非常迅速地動員各種身體反應——不到十分之一秒的時間，杏仁核就能提供暴衝的腎上腺素、提高血壓和心率、製造肌肉緊張等。杏仁核途徑不會產生你察覺得到的想法，它比皮質所能運作的速度更快，能在沒有意識知曉或控制的情況下，製造出焦慮反應的許多面向。如果你覺得自己的焦慮好像**沒有明顯的原因**，而且**沒什麼邏輯可言**，那麼你所經歷的通常是杏仁核途徑產生的焦慮。換句話說，**你對杏仁核的覺察，很可能是基於你感覺到它對你造成的影響**——意即身體變化、神經兮兮、想逃避某種情境或出現攻擊衝動。

。焦慮治療嚴重忽略杏仁核的角色

治療焦慮疾患時卻不討論杏仁核的情形，實在常見到讓人感到震驚，尤其是我們已知多數的恐懼、焦慮或恐慌經驗都是因為杏仁核的參與而出現的！就算產生焦慮的思考源自於皮質，造成身體出現焦慮感覺（出汗、肌肉緊張、心臟怦怦跳等）的依然是杏仁核。事實上，當家庭醫師和精神科醫師開藥來幫助病人減輕焦慮時，重點通常是放在杏仁核（即便他們可能沒有提到這個名詞），開立的藥物（例如贊安諾〔alprazolam〕、安定文〔lorazepam〕和克痛平〔clonazepam〕）往往具有鎮定杏仁核的效果。

這些鎮定藥物在快速減輕焦慮方面十分有效，遺憾的是，它們完全無法改變杏仁核的迴路。因此，雖然它們可以減輕焦慮反應，但無助於長期有益地改變杏仁核（如果你正在服用抗焦慮藥物，或是希望了解特定藥物如何影響治療焦慮的過程，http://www.newharbinger.com/31137上面有可供下載的額外章節，關於如何存取的資訊請參見本書最後 P248 ）。

。天擇的結果：人類是擔心受怕者的後代

杏仁核有許多跟焦慮無關的功能，不過本書不特別深究。想了解杏仁核在焦慮中所扮演的角色，重要的是要認知到以下這一點：杏仁核會在你過日常生活時注意到各種聲音、景象和事件——即便你可能沒有意識到自己已經注意到它們。杏仁核會密切注意可能暗示著潛在傷害的一切，一旦偵測到潛在的危險，便會引發恐懼反應——這是來自身體的警報，好讓你做好戰或逃的準備來保護自己。

你可以這樣思考：我們是擔心受怕之人的後代。杏仁核對潛在危險做出回應並產生強烈恐懼反應的早期人類，才有可能謹慎行事並

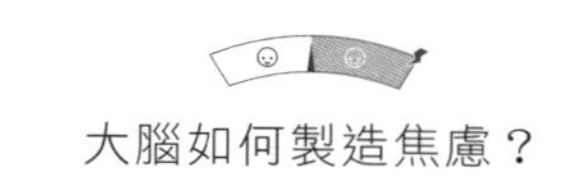

保護好自己的孩子，這樣他們才更有機會存活下來，並把自己的基因（和擔驚受怕的杏仁核）傳承給未來世代。相對來說，過於冷靜且不擔憂附近有沒有獅子、河川會不會淹沒住所等的早期人類，較不可能存活並留下基因。於是，在經過天擇之後，現今人類大多是杏仁核會產生極有效恐懼反應之前人的後代。

擁有產生恐懼的保護性杏仁核，在人類之中極其普遍。因此，不意外地，**焦慮症是人們最常見的心理疾患**，在美國大約有四千萬名成人受其影響。或許你會好奇，既然從史前時代之後過了那麼久，如今日常生活中的危險已大幅減少，為什麼仍有這麼多人經歷焦慮及其所產生的問題——原因主要在於杏仁核依然根據它在史前時代學到的教訓繼續運作。它仍然認為我們是其他動物或人類的潛在獵物，它假定對危險的最佳反應是逃跑、戰鬥或僵住不動，並讓身體做好啟動這些反應的準備——無論這些反應是否恰當。

遺憾的是，這些恐懼反應並不適合我們生活的二十一世紀，它們已無法再像過去那樣幫助我們。舉例來說，人類似乎先天傾向於害怕蛇、蜘蛛和高處，而不會怕汽車、槍枝和電源插座，縱使後者可能比前者致命。我們還必須知道，有些人的大腦似乎比較容易受到這些恐懼反應的影響，無論是由於**遺傳**或**有過創傷經歷**。

解剖啟動焦慮的大腦結構

神經科學需要研究神經系統的發展、結構和功能，大腦也包括在其中。為了解說焦慮的神經科學機制，我們必須先簡單描述大腦的解剖結構，尤其是皮質和杏仁核。掌握大腦這些重要區域如何運作及它們彼此相互關聯的方式，有助於你了解當皮質或杏仁核過度反應和製造焦慮時會發生什麼，而這方面的基本知識有助於你深入理解：你能如何重寫自己的大腦來抵抗焦慮。

。焦慮的皮質途徑

我們先從皮質途徑開始，因為當人們談到大腦時，最先想到的往往就是大腦皺皺的灰色外層——那就是大腦皮質。人類物種最令人敬佩的許多能力都來自於皮質，然而，這些能力也導致皮質有本領創造大量的焦慮。

大腦皮質

相較於其他動物，人類的皮質更大，而且具備更發達的能力。人腦主要分成兩大半：左半腦和右半腦。此外，它也分成名為「葉」（lobe）的不同區塊，具有不同的功能，像是處理視覺、聽覺和其他感官訊息，並且組裝這些訊息好讓你能感知世界。皮質是腦中負責知覺和思考的部分，你就是用這個部分來閱讀和理解這本書。

除了提供視覺、聽覺和其他知覺，皮質也把這些知覺附加上意義和記憶。因此，你不只是看見一位老先生和聽到他的聲音，你還認得出他是你的祖父，並且了解他發出的聲音有何特定意義。除了賦予你理解和詮釋情境的能力，皮質也讓你能使用邏輯和推理、產生語言、運用想像，以及計畫對情境反應的方式。

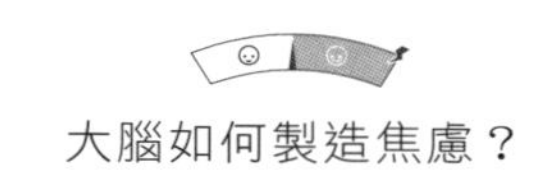

皮質也能致力於改變你對威脅情境的反應，而這便是處理焦慮的關鍵。皮質能**評估你在面臨危險時所做出的各種反應是否有用**；你能在感覺到有被解雇的危機時決定不毆打你的老闆，或是在聽到煙火的爆炸聲時判斷不必逃走，在在都多虧了皮質的評估。事實上，你現在閱讀這本書，正是在做非常相同的事情：主動運用你的皮質，找到不同的方式來因應焦慮。

焦慮的皮質途徑始於你的**感覺器官**：你的眼睛、耳朵、鼻子、味蕾，甚至皮膚，全是接收關於這個世界的訊息來源。你對世界的認識，全都得先經過你的感覺器官傳入，再由大腦皮質的不同部分進行詮釋而來。當訊息透過你的感覺器官進來時，會被引導前往「視丘」（thalamus），它就好比大腦的「中央車站」（見下方的圖1）。

視丘是中央轉運站，將來自眼睛、耳朵等的信號傳送到皮質：當訊息進入視丘後，會被送往不同的腦葉以進行處理和詮釋；然後，訊息會繼續行進到大腦的其他部分，包括額葉（frontal lobe，在額頭後方），訊息就是在額葉進行組裝，好讓你能感知和理解這個世界。

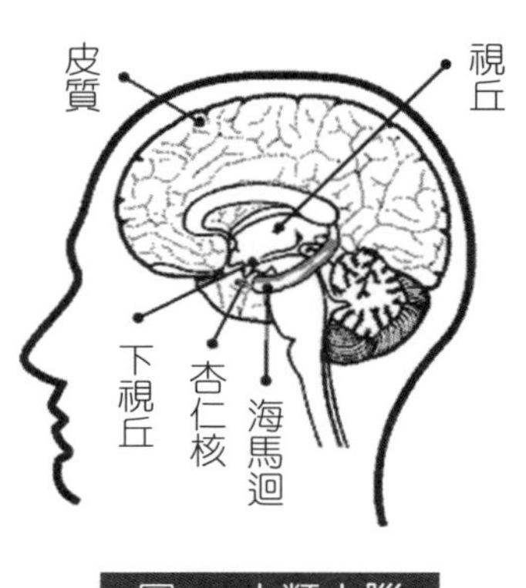

圖1　人類大腦

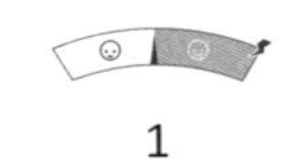

額葉

皮質中你需要了解的最重要部分之一，就是額葉。位在額頭和眼睛正後方的額葉，是人腦中最大的一組葉，它們比其他多數動物的額葉都要大得多。額葉會接收來自其他所有各葉的訊息，並將它們組裝起來，讓我們能對世界的整合經驗做出反應。據說，額葉具備「執行功能」（executive function），這意味著許多大腦歷程的監督管理都是在這部位發生。額葉能幫助我們預料情境的結果、計畫我們的行動、啟動反應，並且利用世界傳來的回饋來停止或改變我們的行為。不幸的是，這些令人敬佩的能力也成為發展焦慮的基礎。

皮質途徑通常是焦慮的來源，**因為額葉會預期和解釋情境，所以預期和詮釋往往導致焦慮。**比方說，預期可能導致另一個基於皮質且會製造焦慮的常見歷程：擔憂。由於人類的額葉高度發達，所以我們有能力預測未來事件和想像事件的後果，擔憂便是對情境產生負面結果之預期的自然產物——這個基於皮質的過程，會創造出激起大量恐懼和焦慮的想法及意象。

有些人的皮質特別擅長擔憂，任何情境都能想像數十種負面的結果。事實上，在最有創造力的人當中，有些人有時也是最焦慮的，因為他們的創造力能使他們沉溺在極其駭人的想法和意象中。

晚歸青少年的父母最常出現的擔憂，便是想像自己的孩子在意外中受傷、流血，尋求不到協助。這種想像十分恐怖（而且完全沒必要），但有些人似乎會一再地預想這類負面事件，如果你的擔憂模式已嚴重到會妨礙日常生活，或許你會被診斷為「廣泛性焦慮症」。

另一種焦慮疾患則是強迫症，它可能在額葉創造「強迫思想」

（obsessive thought）時出現，強迫思想是不消停的認知或懷疑，已經到了每天會花好幾個小時來關注它們的程度。強迫意念有時可能使一個人創造繁複的儀式，而且必須完成這些儀式才能減輕焦慮。珍妮佛就是一個案例——

> 珍妮佛會強迫性地想著家中的所有細菌，然後花上數小時的時間洗手、清潔家裡的某些區域。在她完成這些儀式之後，同樣的事又再重新展開，因為她的懷疑導致她認為自己可能摸到某些東西，汙染了她清乾淨的一切。這種強迫思想可能出自「扣帶皮質」（cingulate cortex）的功能異常，額葉的這個區域就位在眼睛後方。

總之，當我們談到焦慮的皮質途徑時，焦點一般都放在**皮質創造的詮釋、意象和擔憂**，或是**明明沒有危險卻出現製造焦慮的預期想法**。當治療師協助人們修改想法以減少擔憂時，他們著重的就是皮質途徑，這樣的認知取向在減輕皮質啟動的焦慮上可能非常有效。然而，焦慮的產生其實也涉及另一條神經途徑，就算焦慮是從皮質開始的，還是可能牽涉那條神經途徑。

。焦慮的杏仁核途徑

產生焦慮的第二條途徑涉及杏仁核。焦慮的皮質途徑可能較為人熟知或容易了解（因為我們通常能察覺到它產生的想法），至於杏仁核，它啟動的則是**焦慮的身體經驗**——它在整個腦中的戰略位置和連結，使它能控制荷爾蒙的釋放，並且活化產生焦慮之生理症狀的大腦區域。杏仁核以此方式對身體施加強力且立即的影響，你一定要了解這些才能好好對付焦慮。

杏仁核

杏仁核位處大腦中心附近（見圖1 P041）。杏仁核是杏仁形狀的結構，它的名字出自希臘文的杏仁。大腦有兩個杏仁核，一個在左半腦、一個在右半腦，若想估計右杏仁核到底在哪裡，可以將你的左手食指指向右眼，而右手食指伸進你的右耳道，從兩根食指延伸出來的線所交會的那一點，大約就是右杏仁核所在之處。

杏仁核是**許多情緒反應的來源**，無論是正面還是負面。當有人侵犯你的個人空間或對你挑釁時，你感受到的盛怒就是由杏仁核產生；你在遇到某個看起來像是你祖母的人時，從而對眼前不認識的女士升起溫暖的情感感受，這其實也出自於杏仁核，此時它所觸及的是愉快的情緒記憶。

杏仁核既能形成情緒記憶，也能喚起情緒記憶，一旦能了解到這點，你的情緒反應對你來說或許就會更加說得通。

外側核

杏仁核分成幾個區塊，但是我們主要關注的是在製造情緒反應（包括恐懼和焦慮）上扮演重要角色的兩個區塊。

杏仁核的「外側核」（lateral nucleus）主要負責**接收感官送來的**

消息，它會不斷掃描你的經驗，隨時準備對任何危險的跡象做出反應，就好比內建的警報系統，職責在於辨認你看到、聽到、聞到或感受到的任何威脅，然後送出危險信號——它直接從視丘得到這些訊息。事實上，外側核比皮質還早接收到訊息，請記住這個重點。

外側核之所以能如此快速地獲得訊息，那是因為杏仁核途徑是接收感官訊息的更直接路線——杏仁核生來就是反應快得足以拯救我們的生命，而能有這種迅速反應，是因為大腦串連的捷徑能讓訊息直接到達杏仁核的外側核。

當我們的眼睛、耳朵、鼻子或指尖接收到訊息時，來自這些感覺器官的訊息會行進到視丘，而視丘會將這些訊息直接送往杏仁核。與此同時，視丘也會將訊息送到適當的皮質區域，進行更高層次的處理。然而，在訊息被皮質的各個葉處理以前，杏仁核已搶先一步接收到它們，這意味著：杏仁核的外側核能在皮質還不知道危險是什麼時，便做出保護你免於危險的反應。

下方的圖2，簡單地示意了讓杏仁核能搶在皮質之前做出反應的途徑。

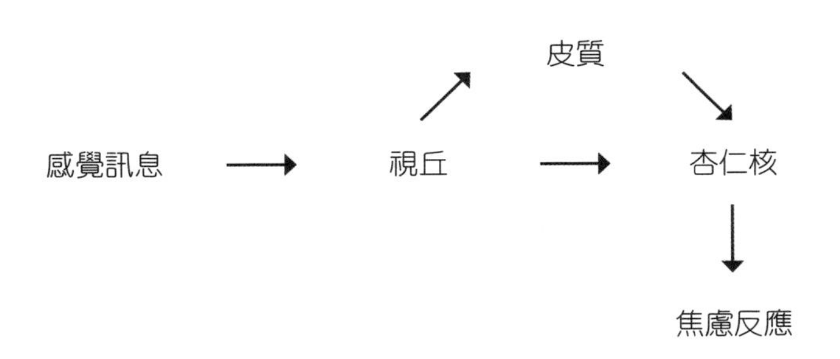

圖2　焦慮的兩條途徑

從上一頁的簡化圖解當中，你可以看見焦慮的兩條途徑。從視丘直接通往杏仁核的訊息，讓杏仁核得以在你有時間用皮質思考以前就做出反應。雖然看起來可能很奇怪，但是如果你仔細回想自己的經驗，大概就能想起發生這種情況的某些時候：你是否曾在某個情境下還來不及知道自己該對什麼做出反應時，就直覺地做出反應？看看梅琳達的案例——

十歲女孩梅琳達到家裡的地下室尋找露營裝備，當她走到門口時，突然害怕地倒退幾步，她的反應是被掛在衣帽架上的外套所觸發。她的杏仁核對外套的形狀（可能是個入侵者）做出反應，使得她在意識到自己看見什麼之前，就往「入侵者」搆不著的地方後退。

作為基於演化的安全措施之一，杏仁核生來就能先於皮質做出反應；注重細節的皮質，則需要花更多時間處理來自視丘的訊息。在梅琳達的例子中，視覺訊息需要送到腦後方的枕葉，接著再送往額葉，訊息會在此整合，並形成有根據的選擇。

這就是為什麼梅琳達立刻倒退了幾步，但一會兒就恢復正常、重新開始尋找露營裝備的主因，她的皮質花了一點時間才提供這個訊息：那個暗暗的形狀是完全無害的外套（你可以在網站http://www.newharbinger.com/31137找到逐步解釋及可供下載的圖，以說明在梅琳達的行為中這兩條途徑如何起作用。關於如何存取的資訊請參見本書最後 P248）。

中央核

杏仁核之所以能完成這般迅速的反應，原因在於另一個核的特殊性質：「中央核」（central nucleus）。這個小小但有力的神經元簇，跟腦中一些影響力很大的結構有關，包括下視丘和腦幹。這個迴路可以發出信號通知交感神經系統，只要不到一秒的時間，便能同時刺激荷爾蒙釋放到血流中、增加呼吸和活化肌肉。

中央核與「交感神經系統」的密切關聯，讓杏仁核對整個身體有很大的影響力。交感神經系統是由脊髓中的神經元組成，跟身體的每個器官系統幾乎都相連，這使得交感神經系統能影響從瞳孔放大到心跳速率等數十種反應。交感神經系統的作用是產生戰或逃反應，這種效果主要由「副交感神經系統」的影響加以平衡，使我們能「休息和消化」。

在激起恐懼的情境中，外側核會將訊息送到中央核，以活化交感神經系統。與此同時，中央核會活化「下視丘」（hypothalamus）（下視丘的位置請見圖1 P041）。下視丘控制皮質醇（cortisol）和腎上腺素（adrenaline）的釋放，這些荷爾蒙會讓身體為立即的行動做準備，而釋放這些荷爾蒙的是位於腎臟頂端的腎上腺：皮質醇會提高血糖濃度，提供你使用肌肉時所需的能量；腎上腺素能帶給你增強感覺的活力感受、提高你的心率和呼吸，甚至讓你不覺得疼痛……這些反應全都來自杏仁核途徑。

很顯然的，在啟動瞬間的身體反應方面，杏仁核握有很大的力量。就某種程度上來說，這是因為杏仁核處於大腦中央區域的戰略位置，能立即獲取來自感官的訊息，而這樣的優勢地位讓它可以影響大腦的某些部分，從而迅速改變基本的身體功能。由此可見，明白杏仁核如何運作，可說是完成焦慮拼圖的一塊關鍵拼圖片。

拯救性命的時間差

誠如你所見，杏仁核與皮質之間的清楚區別在於，它們按照不同的時間表運作。杏仁核能使你早在皮質處理訊息之前，便根據訊息來採取行動，甚至在皮質還沒組織完訊息時，就讓你感知到以前就精心編排好的身體反應。雖然這在某些情況下有利，但我們卻不太能控制杏仁核的快速反應——這意味著我們會經歷恐懼和焦慮反應，而不是有意識地控制它們。

。戰、逃或僵住不動反應

出自杏仁核途徑的迅速反應，通常稱為「戰或逃反應」（fight-or-flight response）。你對這個現象大概不陌生，它能讓你的身體在危險的情境下做好快速反應的準備。我們多數都曾經歷過這種反應，也能回想起腎上腺素激增、想都不想便立即反應以保護自己不受威脅的時刻。有多少人曾在高速公路上因為杏仁核快如閃電的本能反應而救了自己一命？杏仁核的中央核就是啟動戰或逃反應的地方。

明白這些快速反應是由杏仁核啟動，能幫助你了解和因應焦慮的身體經驗，包括最極端的焦慮反應：恐慌發作。

患有恐慌症和深受恐慌發作之苦的人，大多都覺得認識這點對

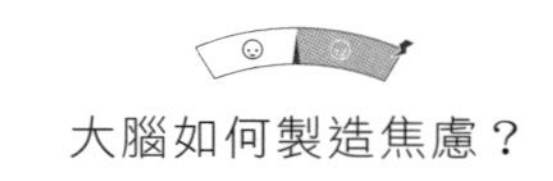

自己很有幫助：恐慌發作的許多面向都跟杏仁核啟動的戰或逃反應有關。顫抖、心臟狂跳、腸胃不適和換氣過度，全都跟杏仁核試圖讓身體做好行動的準備有關，這些症狀通常使人以為自己可能中風或心臟病發作，或是「快要發瘋」了。當人們了解到，恐慌發作的根源往往在於杏仁核試圖讓身體在面對緊急狀況時做好反應的準備，他們就比較不會因為這些擔心而煩惱。

戰或逃反應是最熟悉的恐懼反應，但是杏仁核也能對恐懼產生另一種較不為人所知的反應——僵住或變得一動也不動。事實上，我們比較偏好使用「戰、逃或僵住不動反應」（fight, flight, or freeze response）這樣的名詞，因為有太多人說自己在極端壓力下會感到麻痺、癱瘓。雖然看似奇怪，但對我們的祖先來說，在某些情況下僵住不動的反應或許跟戰或逃一樣有用。就像你牽狗散步經過兔子的巢穴時那一動也不動的兔子，那些僵住不動的人，有時會發現受威脅時保持靜止的優勢。

。杏仁核天生會在危險時刻握有控制權

當你正在經歷戰、逃或僵住不動反應時，杏仁核其實正處於掌控的地位，而你只是一旁的觀眾，這就是為什麼在緊急狀況下，你往往感覺自己彷彿在觀察自己的反應，而不是有意識地控制自己的反應。我們在這些時刻感覺無法控制或控制不了焦慮的原因還有一個：**杏仁核不只速度更快，它還具備凌駕其他大腦歷程的能力。**從杏仁核通往皮質的連結相當多，這使杏仁核能強烈影響皮質在各個層級的反

應；然而，從皮質通往杏仁核的連結就比較少了。因此，當杏仁核控制時你便無法思考，這點是千真萬確的，因為這時皮質的思考過程已被取代，而你深受杏仁核的影響。

雖然你或許會質疑這種編排的有用性，但在某些情況下確實有必要：你的大腦要等到皮質分析那輛越過中線向你駛來的汽車是什麼品牌、款式和顏色，並且考慮駕駛的表情之類的細節後才做出反應，這樣真的算聰明嗎？很明顯，杏仁核凌駕皮質的能力確實可以拯救你的生命。事實上，它大概已經救了你好幾次了。

察覺杏仁核接管的能力，對於每個正在與焦慮搏鬥的人來說都很重要。這會提醒我們，大腦天生就讓杏仁核能在危險時刻握有控制權，也因為這樣的先天串連，我們很難直接使用基於理性的思維過程（出現在皮質的較高層次）來控制基於杏仁核的焦慮——或許你已經意識到，你的焦慮對你的皮質來說通常沒什麼道理可言，你的皮質就是無法加以推理。

除此之外，杏仁核也能透過釋放影響整個大腦（皮質當然也包括在內）的化學物質來影響皮質，這些化學物質能真切地改變你的思考方式。因此，即便基於皮質的治療取向更為常見，但用來因應基於杏仁核的焦慮之策略也必不可少。在本書的第二部，你將學到一些技巧，可以控制基於杏仁核的焦慮反應。

大腦迴路是可以改變的

根據你到目前為止所學的內容，現在你已經知道不同類型的焦

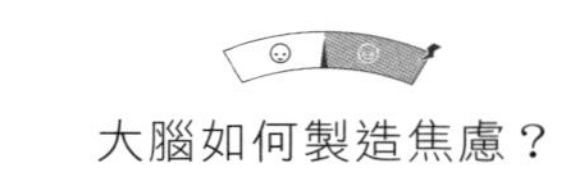

慮涉及大腦的哪些部分。你了解，皮質途徑產生的是製造焦慮的擔憂、強迫意念和詮釋；你也知道，杏仁核啟動了組成一連串戰、逃或僵住不動反應的身體反應。許多人光是知道各種症狀從何而來、自己的反應有其道理且並沒有快要發瘋，就能感到些許安慰。

既然你了解到大腦的哪些部分參與了焦慮經驗的製造，你可能也會對自己能如何改變大腦這些部分的反應方式感興趣。為了做到這點，你必須改變大腦的迴路。

大腦是由數十億個相連的細胞所組成的，這些細胞形成保有記憶、產生感受和啟動一切反應的迴路。我們稱這些細胞為「神經元」（neuron）或神經細胞，它們是大腦的基本建構元件，同時也是為什麼你的大腦具備神經可塑性的原因：改變自身及其反應的能力——腦中的神經元能根據你的經驗，改變它們的結構和反應模式。了解神經元如何運作，將有助於你學習一些策略，讓你腦中製造焦慮的迴路得以重新串連，而這也能幫助你理解抗焦慮藥物對大腦的效應。

。認識神經元

神經元（神經細胞）由三個基本的部分組成（如圖3 P052 所示）：「細胞體」（cell body）內含細胞的裝置，包括能指揮細胞建構的遺傳物質；從細胞體往外伸出的是「樹突」（dendrite），看起來就像是樹的分枝，它是神經元間通訊系統的必要部分，會伸向其他的神經元以接收訊息，這些訊息憑藉化學過程在神經元之間行進；樹突所接收的訊息，來自另一個神經元的「軸突」（axon），軸突沒有接觸樹突，而是透過釋放名為「神經傳導物質」（neurotransmitter）的化學物質，將它們的訊息傳送到軸突與樹突之間的空間。神經傳導物質的例子包括腎上腺素、多巴胺和血清素。

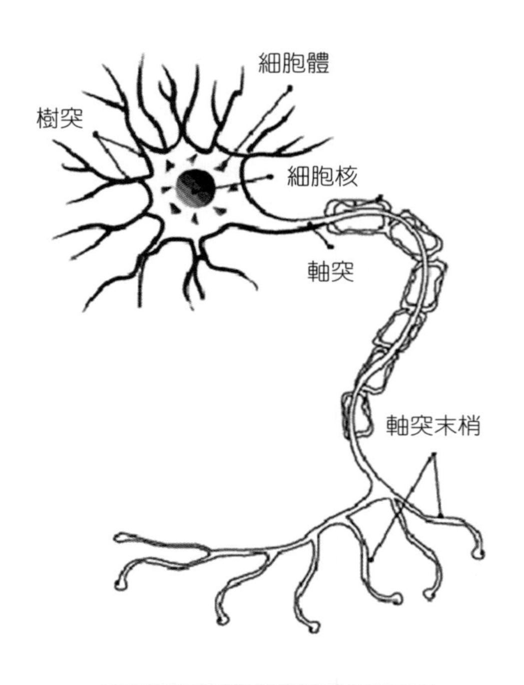

圖3　神經元的解剖結構

軸突與樹突之間的空間名為「突觸」（synapse）（如圖4 P053 所示），神經元之間的交流會在這微小空間發生，而在軸突的尾端（名為「軸突末梢」〔axon terminal〕），有微小的囊能容納神經傳導物質，隨時為傳送化學訊息做好準備。有些神經傳導物質會激發下一個神經元，另有一些則是抑制或平息下一個神經元。

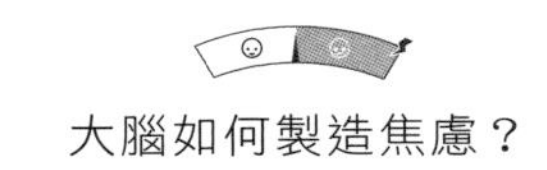

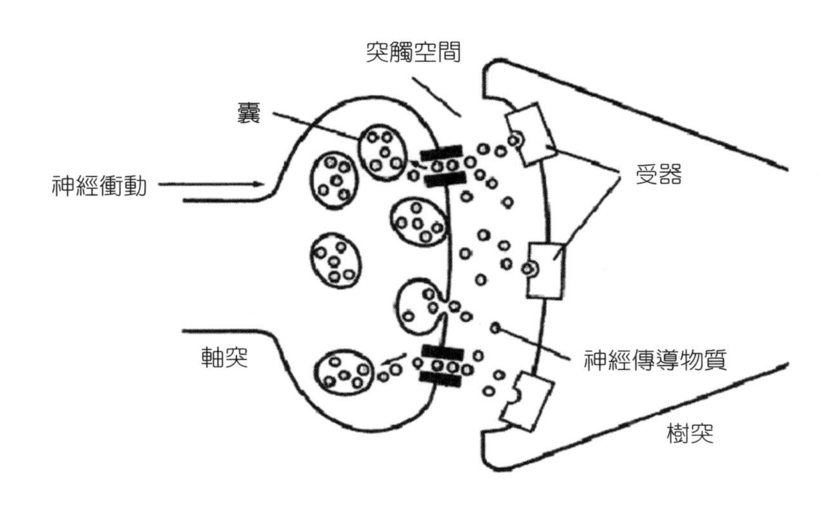

圖4　兩個神經元之間的突觸

神經傳導物質被稱做「化學信使」的理由是，當它們跨越突觸空間時，就好像是它們正帶著訊息前往下一個神經元。當神經傳導物質連結到下一個神經元的樹突上的「受器位置」（或稱「受點」〔receptor site〕）時，會產生類似於將鑰匙插進鎖中的效果。我不打算描述得太仔細，你們只要知道，當神經傳導物質與受器位置連結時，它會使神經元因激發而做出反應。「激發」（firing）是指正電荷從神經元中負責接收訊息的樹突穿越細胞體，然後一路前往軸突的另一端——這會使得軸突從自身的軸突末梢釋放神經傳導物質，並把這個化學訊息傳送給另一個神經元，藉此將訊息傳遞下去。

神經元的運作，是基於神經元之間的化學訊息和神經元內部的電荷。你所經歷的每個感覺，從看見這段文字到聆聽後院的鳥鳴，都是由你大腦中的神經元處理；你所體驗到的感覺，像是進入眼中的光波和衝擊鼓膜的空氣振動，都在神經元內轉譯成電子信號，然後這些信號藉由神經傳導物質傳給其他神經元。透過這些通訊過程，大腦得以建立神經元的迴路，而這些神經元會共同運作，以貯存記憶、製造情緒反應、啟動思維過程，以及產生行動。

當科學家發現「神經元之間所傳遞的訊息其實是基於從一個神經元送到下一個神經元的神經傳導物質」的時候，他們開始發展能瞄準這個過程的藥物。最常用於治療焦慮症的許多藥物（例如立普能〔escitalopram〕、樂復得〔sertraline〕、速悅〔venlafaxine〕和千憂解〔duloxetine〕），其設計目的在於增加突觸中可用的神經傳導物質之數量，藉此影響大腦某些區域的迴路（這些藥物影響神經元的具體方法，以及它們如何影響焦慮，請見「藥物和你焦慮的腦」〔Medications and Your Anxious Brain〕的說明，可以在這個網站http://www.newharbinger.com/31137下載）。

。認識大腦迴路：神經元之間的連結

為什麼你需要知道神經元究竟如何運作呢？如果你想重新串連你的大腦，這些知識有助於了解大腦的迴路，及其神經元之間形成連結的基礎。

加拿大心理學家唐納德・赫布（Donald Hebb）在一九四九年提出了一個關於神經元如何創造迴路的理論，結果證明這個理論在解釋迴路製造過程方面非常有用。

後來，有位神經科學家卡拉・沙茨（Carla Shatz）將赫布的想法

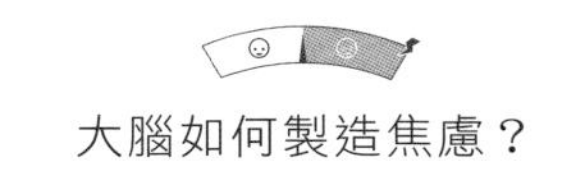

精簡成以下這個短短的句子：「**一起激發的神經元會串連在一起。**」（Neurons that fire together wiretogether）這句話讓我們清楚地了解到，你可以如何改變自己腦中的串連。

基本上，若想建立神經元彼此之間的連結，一個神經元必須跟另一個神經元**在同一時間激發**。當神經元一起激發時，它們之間的連結就會增強，最終發展出「一個神經元活化會造成另一個也活化」的迴路模式。這些神經元能以類似的方式連結更多神經元，如果它們一起激發，很快就會產生一整套相連的神經元。改變神經迴路需要**改變腦中的活化模式**，如此一來，神經元之間就會發展出新的連結，因而形成新的迴路——**大腦之所以能發生改變（或學習），其實是神經元建立新的連結和迴路的結果**。

雖然我們的大腦從出生就編寫成自行發育和自我組織，但它們的靈活性驚人，對個體的獨特經驗能做出敏銳的反應。神經科學家喬瑟夫・雷杜克斯（Joseph LeDoux）這麼解釋：「人生來沒有預先組裝，而是由生活黏在一起。」你的大腦迴路其實受到你特定經驗的形塑，它能因為你的**持續經驗**而被改變。比方說，當你使用特定的神經元時，它們之間的連結就會被增強，例如你持續使用九九乘法表的記憶來計算數學方程式，這些連結的強度就會跟我們在當學生時一樣強，但有些人依賴計算機，沒有經常使用貯存九九乘法表的大腦迴路，那麼這些九九乘法表的記憶就會減弱。

你腦中的特定迴路是基於你所擁有的經驗發展而來。或許你的大腦逐漸將馬與廄、祖父與雪茄、爆米花香氣與棒球聯想在一起；雖然兩個人可能會有相似的聯想，但我們每個人都根據自身經驗來形成獨特的大腦迴路：有人可能有將乳牛、乳酪和威斯康辛州聯想在一起的迴路，有人則可能有將乳牛、牛舍和擠乳機聯想在一起的迴路。

神經元會以各種方式製造新的連結和建立新的迴路。大腦迴路有可能受到某些蓄意的想法而被活化，像是你被要求回憶祖母時所想的那些；大腦迴路也能藉由改變行為來重新組織，比如學習新的高爾夫揮桿方式，而且，不只表現行為（例如彈鋼琴或打排球）可以導致新迴路的發展，就連「想像」做這些行為都能造成迴路的變化——**讓大腦終其一生都保持彈性，便有能力做出改變。**

如果你想改變你所經歷的焦慮，那麼你需要改變導致焦慮反應的神經連結，這些連結有些以**記憶**的形式貯存在大腦迴路，而記憶是在皮質和杏仁核中形成。

由杏仁核形成的情緒記憶

情緒記憶是由杏仁核的外側核透過聯想的過程所製造，而這些情緒記憶來自皮質中那些或許記得、或許不記得的經驗——會這樣說，是因為皮質中的記憶系統完全獨立於杏仁核中的記憶系統，而且有證據顯示，基於杏仁核的記憶所持續的時間會比基於皮質的記憶更長；換句話說，**皮質比杏仁核更有可能忘記訊息或難以提取訊息。**

不同記憶系統的存在，說明了為什麼你會在某種情況下經歷焦慮，而你卻對這種讓你產生焦慮的情況之原因全無任何有意識的記憶（或理解）。雖然你的杏仁核具有事件的情緒記憶，但這並不表示你的皮質記得相同的事件；如果你的皮質不記得事件，那麼你就很難想起它，因為人類向來仰賴基於皮質的記憶——這意味著，我們有時會

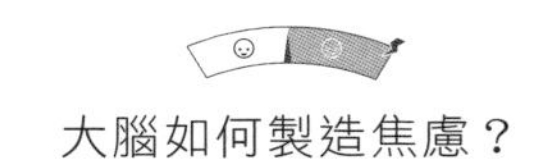

出現連自己都搞不懂的情緒反應，尤其是在焦慮方面。因此，你或許不了解為什麼通過橋時會誘發焦慮、為什麼你在餐廳裡會避免座位背對著門，又或者為什麼番茄樹的氣味會讓你感到緊張。

杏仁核不需要基於皮質的記憶，便能根據自己的情緒記憶做出反應。有研究追蹤腦中產生情緒反應的途徑，結果證明情緒學習可以在沒有皮質涉入的情況下發生。以下有個例子能幫助說明這點：

有位女性因高沙可夫症候群（Korsakoff's Syndrome）住院，這是一種記憶障礙，通常跟慢性酒精中毒有關。她的皮質無法形成她所經歷之事物的記憶，因此她認不得自己的醫師或住的醫院，儘管她在同一家醫院住了好幾年；她也不知道連月來照顧自己的護理師叫什麼名字，也不記得幾分鐘前才聽過的故事細節……然而，她的杏仁核確切展示了在沒有皮質的協助下產生情緒記憶的能力。

有一天，她的醫師進行了一個小實驗（以今日的標準來說並不合乎道德）：他伸手跟她握手時，用藏在掌心的針扎了她的手。第二天，這名女士一見醫師向她伸出手，便怕得立刻縮回了手。詢問她為什麼拒絕跟醫師握手，她也說不出個所以然。此外，她還報告說自己並不記得以前有看過這位醫師。

這個女性對於造成害怕醫師的事件並沒有基於皮質的記憶，但她的杏仁核已產生了情緒記憶——她的恐懼就是證據。

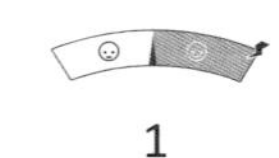

發現基於杏仁核的記憶從何而來

如果你害怕特定的物體或情境，或許你能想起自己的杏仁核在哪個經驗中學到這種恐懼。只不過，你也有可能難以發現基於杏仁核的恐懼是如何發展來的，因為你的皮質無法提取跟那個情境有關的記憶——即使杏仁核輕輕鬆鬆就能做到。**皮質的消息並不靈通，而這就是人們經常對自己的情緒反應感到困惑的原因。**以下有個例子能說明這樣的困惑像什麼：

莉莉從焦慮網站上得知社交恐懼症的症狀後，意識到自己其實有這種疾病。她知道，自己在人群中會感到不舒服，也知道自己很難出席感恩節晚餐或妯娌的產前派對這類家庭聚會。當她的治療師告訴她，這種焦慮大概要歸咎於她的杏仁核時，她對自己的杏仁核為什麼會發展出這種情緒反應完全沒有頭緒。

然而，就在治療師要求她辨認誘發焦慮的聚會有什麼具體特徵後，莉莉表示，當自己身處一群人當中時，即使這些人都是開開心心的家人，她還是會感到非常痛苦。她意識到，跟這些人圍在一起會使她感到恐怖萬分，尤其是當他們可能全都同時看著她時。

治療師詢問莉莉，是否想得到可能讓她的杏仁核學會「一群人圍成一圈很危險」的經驗，莉莉回想起在二年級時發生的一件事：當時她跟一群小朋友圍成一圈朗讀他們的書，但輪到她唸書時，她無法順利唸出來，那時老師對待她的方式讓她感到很丟臉。莉莉最後終於想起這段基於皮質的記憶，並且了解為什麼自己的杏仁核會製造情緒記憶來試圖保護自己。因為那段經驗，使得她的杏仁核對圍成一圈的人所做出的反應，就好像他們會對她構成危險。

領悟到自己的杏仁核貯存著皮質一無所知的情緒記憶，能幫助你更了解自己的一些情緒反應。有時，皮質完全不理解杏仁核製造的情緒反應起源為何與有何目的，但你還是能多了解這些過程，因此在下一章，我們將幫助你和你的皮質更加認識杏仁核的運作方式。

—總結—

製造焦慮的途徑有兩條：一條行經注重細節的皮質迴路，最終會將訊息傳送給杏仁核，並在杏仁核產生焦慮反應；另一條途徑則從視丘直接奔向杏仁核。每條途徑都能導致杏仁核產生焦慮，但每條途徑也都由迴路構成，而迴路的某些面向可以修改。如果你了解迴路的作用為何，就可以重新串連你焦慮的大腦，好讓你感到不那麼焦慮。

Chapter

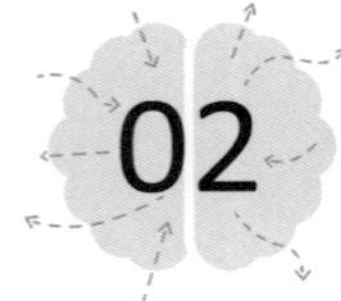

02 杏仁核如何製造焦慮？

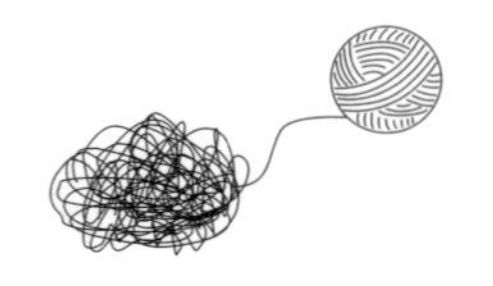

別被杏仁核小小的體積給呼攏了！即使人腦中最大且最發達的部分（皮質）以許多方式促成焦慮，**杏仁核還是扮演了最有影響力的角色**。

誠如你在第一章所見，它在焦慮的皮質途徑與杏仁核途徑都佔有一席之地。就像管弦樂隊的指揮，杏仁核同時控制大腦和身體的許多不同反應，除了仰賴預先編寫的反應，杏仁核也對你身上發生的事和特定經驗的反應極其敏感。

在本章，你將學到杏仁核的特殊「語言」，以及它對你的生活有何影響。從演化的角度來看，杏仁核是極為古老的結構，因為人類的杏仁核跟其他所有動物（狗、老鼠，甚至魚類）的杏仁核十分類似，所以研究者向來能深入研究它的功能，並且獲悉它如何製造恐懼和焦慮的大量知識。

當你出生時，你的杏仁核已具備編寫好的反應，隨時準備付諸行動。然而，這個古老的結構並非固定不變，**杏仁核一直根據你的日常經驗持續地學習和改變**。一旦你能夠了解我們所謂的「杏仁核的語言」，就更能控制自己的焦慮反應——因為你知道該如何影響腦中恐懼根源所在的部分。

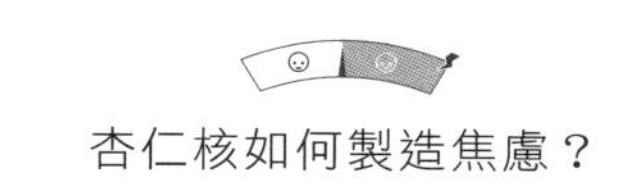

杏仁核只是想要保護你

想了解基於杏仁核的焦慮，可以把杏仁核想成你的保護者——天擇賦予人類能夠產生恐懼的杏仁核，它視保護為它的中心目標。在你平常過生活時，杏仁核會對可能預示潛在傷害的一切保持警戒，雖然出於保護的立意良善，但杏仁核有可能過度反應，在實際上不危險的情境中製造恐懼反應。想想法蘭的例子——

法蘭即將上臺演講，而她的心臟開始狂跳，當她一站在直盯著她瞧的群眾面前，立刻開始喘不過氣。

法蘭的杏仁核試圖保護她免於什麼傷害呢？看來杏仁核似乎把站在觀眾面前當作危險的情況了。然而，法蘭不是唯一經歷這種反應類型的人——研究已經證明，「害怕公開演講」是最常見的自述恐懼，遠超過害怕飛行、害怕蜘蛛、怕高和害怕密閉空間。

既然如此，要如何解釋這種常見的反應呢？答案是：杏仁核試圖讓我們不要成為掠食者的獵物。演化科學家提出了以下這個觀點：我們可能傾向於將注視著我們的目光解讀成潛在的危險情況。也有人提出，被一群觀察者拒絕的風險來自被所屬部落拒絕的古老恐懼，在過去，這意味著獨留你自謀生計和面對遊蕩的掠食者——幾乎可說是被判死刑。無論是哪種情況，從人類杏仁核的反應來看，都是讓我們免於落入被可能有敵意的動物（包括人類）觀察的不利情境。

法蘭或許不知道自己反應的演化根源，也沒有察覺到杏仁核在其中所扮演的角色。她的皮質或許正在跟她說，她是害怕被批評、被羞辱或犯下過錯，然而，她的杏仁核卻是從更史前的觀點來運作。事實上，皮質往往對我們的行為提出理由，但那或許是、或許不是最準確的解釋。不過，**我們所要考量的，並不是皮質的正確性，而是——它的影響力。**

法蘭的皮質愈想著基於杏仁核的焦慮所產生的詮釋（例如擔心老闆永遠不滿意這次的報告），她就製造愈多基於皮質的焦慮，讓問題雪上加霜。往皮質查詢基於杏仁核的焦慮原因為何，就好比查看冰箱想了解車子為什麼不能發動——根本找錯地方了！

法蘭反而需要聚焦在杏仁核的觀點，她需要了解自己的杏仁核正在試圖保護自己；她需要利用皮質來運用她所學的關於杏仁核語言的知識，而不是利用皮質來尋求焦慮的解釋。

首先，她必須認知到，自己的心跳加速和呼吸急促（如果需要戰或逃，這些會有所幫助）**並不表示自己真的有危險**，這些反應不過是杏仁核反應的一部分，它們在公開演講的背景下沒有用處。法蘭需要了解，公開演講並非危險的情況，而她的杏仁核發出了不必要的警報——就算她即將進行的演講非常重要（或許攸關事業前途），但還沒嚴重到她的杏仁核要她做好準備、以面對生死關頭那樣的程度。

這點強調了察覺杏仁核作為保護者角色的重要性，以及了解和控制自身的焦慮反應有多麼重要。在許多情況下，杏仁核對於你需要受保護、避免危險的假設是不正確的。幸運的是，你能藉由重新訓練你的杏仁核來糾正這點，不要讓杏仁核去假設「恐懼或焦慮的情緒反應是危險的明確跡象」而在火上繼續加油。

具有保護性的杏仁核反應往往是被誤導的，你不會希望你的皮質增強這些反應。最重要的是，你還必須認知到，**僅僅試圖用你的皮質說服自己情況真的不危險，絕對無法中斷杏仁核的反應。比較有效的方法是，利用深呼吸技巧和重新訓練杏仁核的策略**，我們將在本書第二部「控制基於杏仁核的焦慮」概略描述這個方法。

杏仁核如何決定什麼是危險的？

人類的杏仁核似乎早已傾向對某些刺激做出反應，那就好像它們很危險一般。對於蛇、昆蟲、動物、高處、生氣的表情和汙染的恐懼，似乎在生物天性上被杏仁核「認定」了，人類幾乎不需要什麼刺激就能學會害怕它們。例如，很少有兒童會出現汽車恐懼症，但許多小孩都害怕昆蟲。雖然汽車對兒童造成的危險比昆蟲大上許多，但害怕昆蟲似乎天生就跟杏仁核串連在一起，因此小孩非常容易形成這種恐懼——這無疑是數千年演化的結果，害怕昆蟲一事在某種程度上有益於生存。

然而，就算恐懼已編寫進杏仁核，還是有可能改變，畢竟，如果無法改變，我們許多人就不可能跟尖牙利齒的動物（例如貓或狗）一起生活，並且待牠們像家中的一分子。

另一方面，許多物體或情境不是天生就被杏仁核恐懼，而是杏仁核出於**生活經驗**學會了害怕它們。杏仁核會不斷地基於經驗學習，在歷經某些負面經歷之後，建立起使人害怕以前不怕的物體之大腦迴路。例如，小孩先天不怕火焰，必須警告他們不要去碰，但如果小孩被生日蛋糕的蠟燭燙到，那他的杏仁核就學會害怕看見火焰了。此外，杏仁核還會很快地把各種會發出火焰的東西加進要避開的危險物品清單，因此，他可能也會害怕打火機、仙女棒和營火。

杏仁核會長久記得這個物體和類似的物體是危險的——這是一種非常強大的適應能力，因為它允許創造特化的神經迴路，以幫助人類避免生活中發生的特定危險，這也使得杏仁核在數百年來一直很有用，而且幾乎沒有改變。

當我們向人們解釋焦慮的兩條途徑時，他們通常會詢問自己有沒有可能遺傳了比較敏感的杏仁核。確實，基因可能會影響杏仁核，並由此影響你典型的情緒反應，例如，左杏仁核較小的兒童，往往比其他兒童有更多的焦慮難題。好消息是，每個杏仁核都能學習和改變，而你將在後續章節學到如何訓練你的杏仁核做出不同的反應。

無來由的情緒和反應常與杏仁核有關

杏仁核的確會形成記憶，但並不是以人們通常認為的記憶方式來形成。

。杏仁核會製造情緒記憶

你的杏仁核會根據你的經驗製造情緒記憶（既有正向，也有負向），而你不一定察覺得到這些記憶。正面的情緒記憶（例如香水氣味讓你聯想到對伴侶愛的感受）通常不會造成太大的困難，因此，我們會把焦點放在負面的情緒記憶，特別是導致恐懼和焦慮的那些，因為這些記憶可能造成大量的基於杏仁核的焦慮。

杏仁核的外側核 P044 會根據你的經驗製造情緒記憶，這些記憶可能使你對某些物體或情境做出它們好像很危險的反應——就是因為這些記憶，你會有不舒服、恐懼或提心吊膽的感受。

然而，你並不會意識到這些感受是出自於情緒記憶，因為記憶不是以圖像或言語訊息的形式貯存，它不像你腦海中的舊照片或老電影——基於皮質的記憶就是這樣形成的。你反而是**直接**體驗基於杏仁核的記憶，作為一種情緒狀態，**你只是開始感覺到特定的情緒**。在不了解杏仁核語言的情況下，情緒若正好是焦慮的，你很容易想當然地認為，恐懼或焦慮的感受精確反映了情況的危險性。讓我們來看看山姆的例子：

山姆發生過一場嚴重的車禍，當時開車的女友身受重傷。直到今日，每當他坐在汽車的副駕駛座時，他都會很焦慮，那種急迫的危險感受似乎起因於他所處環境的當前情況。

山姆每次經歷這種基於杏仁核的焦慮時，他的腦海都沒有浮現經歷此意外的記憶或回想起事故。然而，每當他走近副駕駛座，就會出現自己必須避開這種情況的強烈感受，而每當他試圖坐別人開的車，都會變得極度不舒服，幾乎可說是驚慌失措。如果他試著將自己的感受說出來，他會形容覺得自己要是坐上了副駕駛座，就會有不好的事情發生——他覺得自己開車比較自在，事實上，這些年來他都避免坐別人的車。這樣深刻的情緒反應是如此真實並持續多年，所以他從沒仔細想過自己是否應該質疑這種情況。他永遠都不會把這種情況描述成是杏仁核形成的記憶，也不指望自己能改變它，甚至沒意識到自己其實可以做出改變。

▸ 練習・熟悉基於杏仁核的記憶對你的影響 + +

或許你很想知道，基於杏仁核的記憶會讓你有什麼樣的感覺或反應。請仔細閱讀下列的所有經驗，想想其中是否有任何一項與你的感受相似。請在適用於你的句子前打勾：

____ 我注意到自己在某些情況下會心臟狂跳或心跳加速。

____ 我會沒有意識地避開某些經驗、情境或地點。

____ 即使真的沒必要，我還是會不斷提防或檢查某些事 。

____ 我在特定的地點或某類型的地方無法放鬆或卸下防備。

____ 看似微不足道的事都能讓我感到擔憂。

____ 我很快就完全陷入恐慌。

____ 在某些情況下，我感覺自己非常生氣，甚至到了想打架的地步，但我知道這不合理。

____ 我有一股想逃離某些情況的衝動。

____ 我在某些環境中會感到不知所措，無法清晰地思考。

____ 在某些情勢之下，我感到動彈不得，無法做任何事。

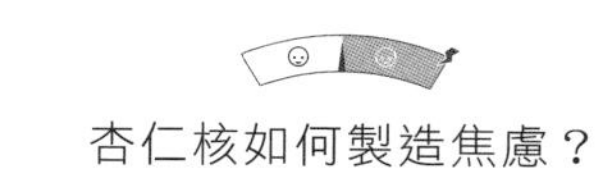

____ 在壓力大的情境中，我無法正常地呼吸。

____ 在某些情況下，我感覺自己的肌肉愈來愈緊張。

以上所有陳述，都反映了杏仁核的外側核所形成的記憶可能產生什麼影響。如果你曾感受到其中的一些反應，你大概經歷了基於杏仁核的記憶所造成的影響——你的杏仁核或許試圖保護你遠離潛在危險而貯存了這些記憶。當這些記憶被喚醒時，不了解自己的反應或感覺無法控制自己的反應都很正常。此外，或許你會對這些反應提出錯誤的解釋——這是因為你的皮質渴望理解到底發生了什麼事。

當杏仁核在危險時刻掌控全局……

杏仁核位於大腦的中央位置，這使得它處於優勢地位，可以影響大腦的其他部分，短短不到一秒的時間就能改變必要的身體功能。在偵測到危險時，杏仁核能影響腦中幾個極具影響力的結構，包括腦幹清醒系統、下視丘、海馬迴與依核（nucleus accumbens）。

這些直接的連結，使得杏仁核能立即活化運動系統、激發交感神經系統、提高神經傳導物質的濃度，並且將腎上腺素和皮質醇之類的荷爾蒙釋放到血液中，而這樣的活化會導致我們體內一連串的改變：心率增加、瞳孔放大、血流從消化道改流向四肢末梢、肌肉緊張，以及身體得到能量來為行動做好準備。不過，你對這些生理變化的反應，或許是感受到顫抖、心臟狂跳和腸胃不適。

這些改變其實全都是戰、逃或僵住不動反應的一部分，中央核 P047 是杏仁核中啟動戰、逃或僵住不動反應的地方。在你面臨攸關生死的事件時，你的確需要這種反應，只不過，如果中央核反應過度，它有可能會在沒道理出現恐懼時引爆全面的恐慌發作。

一旦引起恐慌發作，杏仁核的中央核就會掌控全場，皮質的影響力會變得蕩然無存。有些人在恐慌時的反應相當具有攻擊性，有些人會逃離情境，有些人則會變得無法動彈。如果有人在你恐慌發作時試圖告訴你不該驚慌的邏輯道理，那麼他們實質上是在跟已經關掉功能的皮質說話——直接針對杏仁核的策略（例如身體活動或深呼吸）會比較有效，你將會在第六章和第九章學習到這些方法。

察覺杏仁核的掌權能力，對正與焦慮纏鬥的人來說是不可或缺的——它可以提醒我們，**每個人大腦的天生設計，就是讓杏仁核在危險時刻能夠掌握控制權。**無數的生命（人類和其他動物）都因為杏仁核在危險情境中快速接管身體反應的能力而存活下來，像是塞車時不斷猛踩煞車、當界外球朝你飛過來時迅速躲開、在老闆青筋爆起時離開房間等，都是你的杏仁核試圖將你從知覺到的危險中拯救出來的例子，然而，有時出於善意的杏仁核本身就是個問題。

使用杏仁核的「語言」才能帶來改變

現在，你已經了解到，杏仁核的主要功能之一是保護你；你也

知道，杏仁核可能將某些物體或情境認作危險，原因通常與學習經驗有關；你得知杏仁核製造了你或許沒察覺到的記憶，但你是以情緒的形式來記憶這些經驗；最後，你知道杏仁核有個即時反應系統，在它感覺到你身陷危險之際會同時接管你的大腦和身體。從這些資訊中衍生出的一個問題是：**我們能如何練習控制杏仁核呢？**

想要做到這點，我們必須向大腦裡這個小小但強大的部分**傳達新的訊息**，而達成這點的最佳方法是使用杏仁核自己的語言。

。情緒的語言與聯想

我們在此用「語言」一詞描述杏仁核與外在世界的溝通方式。這種特殊的語言，不是文字或思想的語言，而是**情緒**的語言。在談到焦慮時，可以發現杏仁核的語言非常狹隘地關注安全和危險——它根據的是經驗，是一種會迅速行動和反應的語言。當你理解這種語言的細節，基於杏仁核的焦慮之相關經驗對你而言就會顯得更有道理，而你也能向杏仁核傳達新的訊息，以便訓練它做出不同的反應。

構成腦中神經迴路的中心法則是：一起激發的神經元會串連在一起 P055；杏仁核的語言，正是奠定在**創造神經元之間的連結**這個基礎上。在基於杏仁核的焦慮方面，如果杏仁核外側核的神經元在處理關於物體或情境的感覺訊息時，同時發生了一些具威脅性的事件刺激到杏仁核，那麼神經元之間的連結就會建立。在任何具威脅性的情況下，杏仁核都努力地辨識任何跟危險有關的景象、聲音或其他感覺訊息——**聯想**（association）是杏仁核語言不可或缺的一部分。

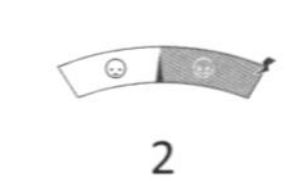

一百多年以來，心理學家已經了解基於聯想的學習（通常是稱為「古典制約」），但在過去幾十年間，他們才認識到這種學習的某些類型發生在杏仁核當中。

在本書，我們將會利用到神經科學家喬瑟夫・雷杜克斯與其團隊的許多研究結果，他們探討的是基於杏仁核的焦慮有什麼神經基礎。杏仁核會掃描生活的感覺面向，當感覺訊息跟同時發生的正面或負面事件相關聯時，杏仁核會以非常特定的方式做出反應——**當感覺、物體和情境跟負面事件相關聯時，記憶就會被外側核貯存在串連產生負面情緒的迴路裡**。

。觸發因素是啟動情緒反應的鑰匙

請想像一個人迎面遇上一隻狗。

狗的影像和聲音透過視丘進行處理，並且直接傳達給杏仁核的外側核，注意，這並不會自動製造引起焦慮的神經迴路變化。外側核中神經元的改變方式是這樣的：唯有在外側核處理關於狗的感覺訊息**不久之後或同時**發生負面經驗（例如被狗咬到或嚇到），才會**習得恐懼**。因此，如果對方表現友善或不好不壞，外側核便不會製造關於狗的負面情緒記憶。

然而，當痛苦或負面的經驗（例如被狗咬）出現時，傳送關於被咬的感覺訊息之神經元會在外側核中製造強烈的情緒興奮。如果這種興奮發生的時間大約跟外側核接收關於狗的訊息相同，那麼外側核就會改變神經迴路，在未來對狗或類似的動物做出負面的情緒反應。

在老鼠的研究中，科學家實際上已能觀察到，在經歷這類配對時，杏仁核會形成連結。

跟恐懼或焦慮聯想在一起的物體或情境，本身毋須有害或具威脅性，**任何物體**（即便是泰迪熊）都可能透過「基於聯想的學習」引起焦慮。若要發展出聯想，所需要的是：在經驗到某物體的大約同一時間，某個煽動或具威脅性的事件也正在活化外側核——不要忘記，同時激發的神經元才會產生連結。

基於聯想的杏仁核語言，創造了你所經歷的許多情緒反應，而基於杏仁核的焦慮只是其中一個例子。在焦慮的情況中，外側核會將來自情境的感覺訊息連結恐懼的情緒，在這個連結產生之後，每當杏仁核認出類似的感覺訊息時，你就會感到焦慮——與負面事件相關聯的景象、聲音或氣味，都有能力啟動杏仁核的警報系統。

「觸發因素」（或觸發物〔trigger〕）一詞指的是「啟動杏仁核警報系統——源自基於聯想的學習——的一切（事件、物體、聲音、氣味等）」。在前述的例子中，狗成為了焦慮的觸發因素——**觸發因素是杏仁核語言的一個重要面向。**

任何物體只要在杏仁核處於活化狀態時被處理，都能成為觸發因素。這個說法或許看似令人驚訝，但基於杏仁核的焦慮是由於聯想而非邏輯，所以觸發因素不需符合邏輯道理。以下這個例子可以說明聯想（而非因果）如何掌管基於杏仁核的焦慮：

約瑟芬娜向開心朝著她奔跑過來的孫子拿出一隻泰迪熊，然後，小孫子突然在車道上跌倒，摔裂了嘴唇。現在，每當他看見泰迪熊，都會經歷基於杏仁核的焦慮，因為全然無害的泰迪熊跟受傷的疼痛聯想在一起，所以泰迪熊成了觸發因素，導致他害怕泰迪熊。

杏仁核的反應範圍可從非常微弱到非常強烈，端看經驗為何。例如，你可能不太喜歡某種跟負面經驗相關聯的食物，像是你在一次緊張的家庭野餐時所吃的蛋沙拉。另一方面，如果你曾在生病時吃了鬆餅，後來還因此嘔吐了，你可能會發現自己光是聞到鬆餅味就覺得噁心，即使經過多年依然如此。

在你以為自己沒有杏仁核可能會過得更好以前，請記住，它的作用是保護你。此外，它也會因為基於聯想的學習而產生正面情緒，例如當你心愛的人送你一條項鍊時，你會感受到伴侶的愛和溫暖，之後當你再次看見這條項鍊，項鍊與愛的情緒之間所形成的聯想，會讓你再次經歷溫暖、深情的感受；如果項鍊沒有跟心愛的人配對，它就只是另一件珠寶而已——許多正面的情緒反應都是由杏仁核產生，因此你不會希望把它除掉。

事實上，如果兩個人有不同的經驗，他們可能對相同的物體出現截然不同的反應，這都要歸功於杏仁核的語言。

舉例來說，凱瑟琳（作者之一）對長腳蜘蛛懷有溫情的感受，因為她在祖母的院子裡採摘喜愛的覆盆子時經常遇見牠們，每個人都知道她會溫柔地拾起長腳蜘蛛、輕輕地送出門外，這個舉動讓伊莉莎白（另一位作者）害怕得要命，她的杏仁核對長腳蜘蛛的反應彷彿牠們是嚇人的怪物。

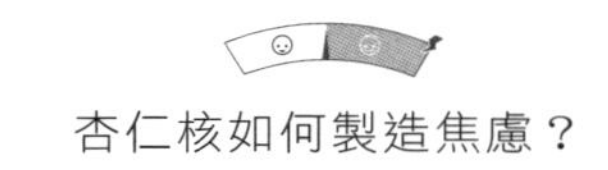

▶練習・辨認生活中的杏仁核情緒 + +

你能否想到那些無害的情境或物體，會因為你的杏仁核之聯想性語言而引發基於杏仁核的焦慮？你是否曾對自己毫無理由地害怕、不喜歡某人或某事的反應感到困惑不解？另外，也請仔細想想，你是否曾對某人或某事的反應是感到意外的正面情緒。這些情緒反應可能是杏仁核語言的反映。

請在一張紙上，列出正面和負面的情緒反應之例子。記好了，你在各類別所列出的項目，**不需符合邏輯道理**，舉例來說，你可能對紫丁香的香氣有負面的情緒反應、對大雷雨有正面的情緒反應。

◦杏仁核的反應沒有邏輯

誠如你所見，基於杏仁核的情緒沒什麼道理可言。它們根據的是聯想，不是邏輯。讓我們看看貝絲的例子：

貝絲在遭受性侵害時，周遭正播放著滾石樂團的某首歌曲。

事件過後，貝絲每次聽到這首歌都會感到極度焦慮。很顯然的，滾石樂團的歌曲跟性侵害一點關係都沒有，只是正巧在侵犯發生的同時被貝絲聽到，儘管如此，貝絲的杏仁核對歌曲和侵犯（極其負面的事件）之間所形成的聯想還是做出了反應。

杏仁核就是以這樣的方式，將中性的物體或情境轉變成製造情緒反應的東西——更精確地說，物體本身沒有轉變，而是杏仁核以新的或不同的方式來處理它。

人會體驗到杏仁核在物體和恐懼之間所製造的連結，但他們可能不認得或不了解那個連結。他們可能對某個物體感覺到強烈的情緒反應，卻未曾意識到神經連結已形成，也不了解為什麼會有這種情緒反應——這樣的毫無覺察完全正常，而且擴及各式各樣的神經功能。舉例來說，你不必有意識地察覺到能讓你讀這本書、挺直坐著或呼吸的神經迴路。謝天謝地！若有這種覺察，可是會讓人精疲力盡的。

然而，了解杏仁核在製造恐懼聯想中所扮演的重要角色，對於深受焦慮之苦的人來說是很有幫助的，它能讓你**不再苦尋合乎邏輯的解釋**，並且開始學習使用杏仁核的語言。以下將以患有創傷後壓力症候群的越戰退伍軍人唐恩為例，為大家說明掌握杏仁核語言能如何產生幫助。

唐恩過去曾經歷恐慌發作，但後來已經多年沒有再出現相關症狀了。然而，突然間，他開始不明就裡地在每個早晨恐慌發作。

在受到鼓勵之下，唐恩仔細研究自己恐慌發作的情境，並意識到自己的恐慌症跟淋浴有密切關聯。在連續幾

天觀察到自己在淋浴時會愈來愈焦慮之後，唐恩意識到太太買了新肥皂，那是他在越南時使用的那個品牌——肥皂的氣味啟動了杏仁核的反應，造成恐慌發作。

在杏仁核的語言當中，肥皂是跟戰爭相關聯的觸發因素。認知到肥皂是他恐慌發作的理由後，唐恩鬆了一口氣。懂得杏仁核的語言，不僅讓他對自己的恐慌有了全新的理解，也幫助他看清自己並沒有快發瘋，而他的創傷後壓力症候群也沒有再次控制他的生活——這是他非常擔心的一件事。

在唐恩的例子中，了解杏仁核的語言對他很有幫助，即便這樣的了解**並不會**終結他的焦慮。唐恩理性上知道那塊肥皂並不危險，但每當他聞到肥皂味時仍會感到焦慮，不過，他可以換成另一個品牌的肥皂，以杜絕每天晨間的恐慌發作。

對唐恩來說，避開那個品牌的肥皂一點都不困難。不過，在某些時候，觸發因素其實是難以避免或根本避不開的東西。想想那些害怕蜘蛛（常常躲在水管底下）的水管工人，或是在二十樓上班但坐電梯卻會恐慌發作的行政主管，這些人若想減輕或消除恐懼和恐慌發作，就需要**重新訓練杏仁核**。我們將在本書的第二部說明如何進行重新訓練，現在，你只要知道你有辦法改變自己的情緒迴路就行了，這可能為你帶來極大的希望。

或許，你並不確定某種情緒反應來自哪裡，但幸運的是，你不一定非得要知道基於杏仁核的焦慮其原始成因是什麼才能改變情緒迴路。你將在第七章學習到，一旦你認出跟焦慮反應相關聯的特定觸發物，你就可以採取步驟改變跟那個觸發因素相關聯的迴路，即使不知道情緒記憶的原始成因，那也沒關係。

。杏仁核只從經驗中學習

許多人認為，焦慮症的症狀（例如恐慌、擔憂和避開某些物體或情境）應該由理性辯證加以緩解——出於好意的家人和朋友，有時甚至是焦慮症患者本人，往往都會認為邏輯和推理應該能改變焦慮者的反應。然而，杏仁核顯然是不合邏輯的。舉例來說，如果有個小男孩在被狗咬後害怕狗，你告訴小男孩：「你不用擔心我的狗巴迪，牠從來不咬人。牠只會叫，不會咬人。」那通常是沒有用的。

一旦你掌握了杏仁核的語言，就會很清楚為什麼基於邏輯的介入在這種情況下無法達到目的。本書後續會提到，許多基於皮質的焦慮症狀確實會對邏輯論證做出反應，但一談到基於杏仁核的焦慮，你必須明白：杏仁核只有一種學習方法，那就是「經驗」。

杏仁核依賴經驗來學習，這點說明了——為什麼幾小時的談話治療或認真讀遍眾多自助書還是可能無濟於事：它們或許沒有針對杏仁核。如果你希望杏仁核改變它對物體（例如老鼠）或情境（例如嘈雜群眾）的反應，杏仁核需要有那個物體或情境的新經驗，才有可能出現新的學習。

人與物體或情境直接互動的經驗是最有效的，不過，觀察另一個人也確實會影響杏仁核。當然，你也可以選擇花幾個小時跟杏仁核

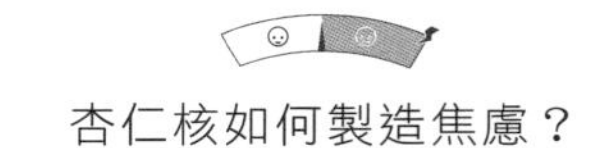

講道理，但如果你試圖改變基於杏仁核的焦慮，這個戰略還不如幾分鐘的直接經驗要來得有效。

打個比方，如果你想改變自己的杏仁核對老鼠的恐懼反應，你就必須跟老鼠同處一室，藉此來活化跟老鼠有關的記憶迴路，唯有這樣才能製造新的連結。杏仁核的學習是基於聯想或配對，它必須經歷這些配對的變化才能改變迴路。理所當然地，當你的「老鼠—記憶迴路」被活化時，你會感到些許焦慮。

遺憾的是，人們通常會盡量避免這樣的經驗，而這種逃避阻擋了杏仁核形成新的連結。回到老鼠的例子，或許你甚至試圖避免想到老鼠，因為光是想到老鼠就很有可能會造成杏仁核的活化，進一步啟動焦慮反應。

避免接觸任何觸發因素的杏仁核，很容易保留你習得的情緒反應，這會降低改變情緒迴路的可能性。作為終極的生存主義者，杏仁核刻意地謹小慎微，它的預設就是組織各種反應，以減少你遭遇觸發因素的機會。然而，如果杏仁核真的成功避開觸發因素，那麼基於杏仁核的焦慮反應就不會改變。

當你接受了「產生新聯想需要活化杏仁核迴路」的想法時，你就學到了重要的一課。我們喜歡用「活化才能生成」這句簡潔有力的話作為這個需求的速寫，這或許是杏仁核的語言中最具有挑戰的一堂課。它的挑戰性在於，**「接受觸發焦慮的經驗」是發生新學習的必要條件**。藉由投身某個經驗來活化杏仁核對特定物體或情境的記憶，你就可以用杏仁核自己的語言跟它溝通，讓它在最好的情況下形成新的迴路和發生新的學習。

— 總結 —

在本章，你學到了杏仁核如何根據它所經歷的聯想來製造焦慮。你也了解杏仁核的主要功能之一是保護你，它製造了你或許察覺不到、而是以情緒反應來體驗的記憶。杏仁核有個即時反應系統，當它感覺到你有危險時，便會同時接管你的大腦和身體。杏仁核可以從自己的經驗中學習，你能利用杏仁核自己的聯想語言來建立新的連結。在第七章和第八章，你將學習如何重新串連杏仁核，好讓它能平靜地做出反應。如果你多年來一直苦苦忍受基於杏仁核的焦慮之謎，這將帶給你一種充滿力量的驚人感受。

Chapter

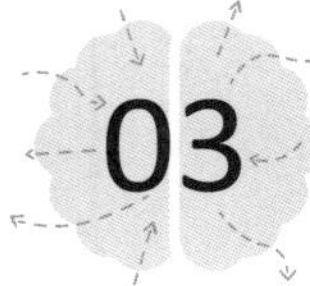

03 皮質如何製造焦慮？

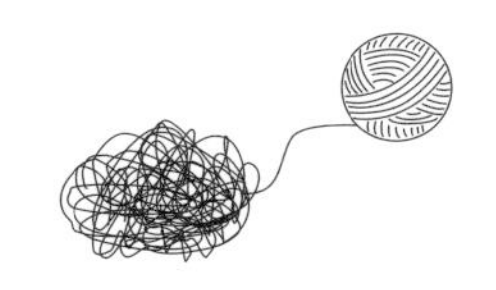

雖然杏仁核途徑有極其強大的能力，可以立即活化各式各樣的生理反應，但焦慮的源頭也可能出自於皮質途徑。皮質的運作方式截然不同於杏仁核，但它的反應和迴路也可以促使杏仁核產生焦慮——透過這個過程，皮質可能製造不必要的焦慮，也可能惡化源自於杏仁核的焦慮。

一旦了解你的皮質如何啟動或促成焦慮，你就能看見中斷或修改皮質的反應來減輕焦慮的可能性。

皮質中的焦慮起源

皮質能以兩種方式來啟動焦慮。

第一種涉及皮質如何處理感覺訊息，例如景象和聲音。視丘引導感覺訊息前往皮質，也會前往杏仁核。當皮質處理這些訊息時，可能會把絕對安全的感覺解釋成威脅，然後向杏仁核發送可以產生焦慮的訊息，在這樣的情況下，皮質把相當中性的經驗（這樣的經驗並不會活化杏仁核）轉變成威脅，導致杏仁核做出製造焦慮的反應。這裡有個例子可以說明：

一位申請了幾所大學的高三生看著信件，然後看到了一封他申請的其中一間大學所寄來的信。他想像這可能是一封拒絕信，在拆信之前一度感到非常焦慮，結果發現，他不但被學校錄取，甚至還得到了獎學金。

他的皮質之所以會啟動焦慮反應，是因為他把信封的影像解釋成令人煩惱的想法，這些想法活化了他的杏仁核——基於皮質的焦慮是什麼類型，取決於皮質對它所接收到的感覺訊息做出了什麼詮釋。

皮質啟動焦慮反應的第二種方式，毋須涉及任何特定的外在感覺就能發生。比方說，當擔憂或令人煩惱的想法在皮質中生成時，就算這個人沒有看到、聽到或感覺到任何可能的危險，都可以活化杏仁核來產生焦慮反應，例如下面這個例子：

一對父母把小男嬰託付給保母之後，便一起出門吃晚餐，突然間，他們開始擔心起小孩的安危。雖然小男嬰實際上再安全不過了，但這對父母想像了孩子陷入危難或保母疏於照顧的情境——即使沒有任何感覺訊息指出孩子有危險，但光是這樣的想法和想像就能活化杏仁核了。

小心「認知融合」

在我們檢驗大腦皮質製造焦慮的兩種方式以前，我們希望先解決這兩種方式都可能發生的一個過程：「認知融合」（cognitive

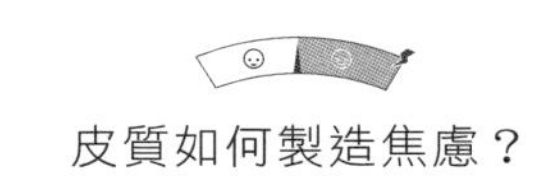

fusion），一種「相信僅僅是想法就絕對是真相」的心理過程。這是大腦皮質所製造的最大問題之一，它可以產生一種僵化的信念：思想和情緒被視為反映了一種不能質疑的終極現實。舉例來說，前面提到的高三生和憂心的父母，或許就是因為他們把自己的負面想法和想像看得太嚴重，因而淪為認知融合的受害者。

混淆現實和想法是非常誘人的過程，因為皮質傾向於相信自己懂得每一個想法、情緒或身體感覺的真實意義。實際上，皮質意外地容易解讀錯誤和犯錯——出現錯誤、不切實際或不合邏輯的想法，或是經歷沒什麼道理可言的情緒，都是很稀鬆平常的事。

因此，在現實生活中，你不需要認真看待每一個想法或情緒，你可以讓許多想法和情緒就這麼過去，而不必過度注意或分析。我們將在第十一章討論認知融合的細節，幫助你評估自己有沒有認知融合的傾向，並且提供有助於你化解想法的策略。

獨立於感覺訊息之外的焦慮

現在，我們要更仔細地來探討皮質啟動焦慮的不同方式。

首先，我們先來細思一下，在沒有任何來自感官的訊息之情況下，那些隨著皮質產生想法或意象而開始的焦慮類型。這個過程實際上有兩個子類別（基於想法和基於心像），通常各自出現在皮質的不同半腦，基於想法的焦慮來自左半腦，而基於心像的焦慮則來自右半腦——也就是說，皮質誘發的兩種焦慮不會互相排斥。事實上，它們往往會同時發生。

。基於左半腦的「想法焦慮」

令人煩惱的想法更有可能來自皮質的左側，多數人的這個部分是語言的優勢半腦。在左半腦產生的邏輯推理，既是擔憂、也是語言反芻的基礎——擔憂是設想情境之負面結果的過程。

「反芻」（rumination）是一種思考型態，涉及反覆地細細斟酌問題、關係或可能的衝突。人在反芻思考時，會強烈關注情境的細節和可能的因果。雖然人們或許相信擔憂或反芻之類的思考過程會導向解決方案，但實際上，發生的卻經常是增強皮質產生焦慮的迴路。此外，已有研究證實反芻思考會導致憂鬱。

無論是投入大量時間思考，還是極為詳細地思考，這些行為都有可能在皮質中被強化。腦中的迴路是根據「最忙碌者生存」的原則運作，無論你重複使用什麼迴路，未來都有可能很容易被活化——這意味著擔憂和反芻的過程可能不會導向解決方案，反而是在思考過程中烙下深深的痕跡，讓你傾向於特別關注左半腦的這些憂慮。

有時，人們會在反覆分析情境中迷失，造成一種名為「焦慮性不安」（anxious apprehension）的經驗。隨著這些持續不斷、令人煩悶的想法一再地在心中演練，它們就會變得愈來愈難以消除——這種思考類型在廣泛性焦慮症和強迫症患者之中特別常見。

。基於右半腦的「意象焦慮」

人類仔細想像情境的能力來自皮質的右半腦，它觸及世界的方

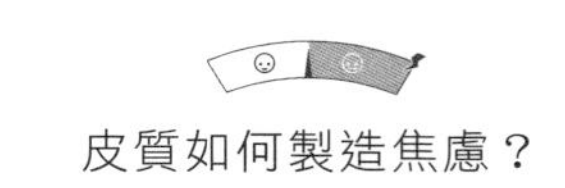

式不同於分析、語言的左半腦。右半腦是非語言的，它以更全面、整合的方式來處理事物，幫助我們理解模式、辨認臉孔，以及識別和表達情緒，也讓我們有了視覺影像、想像力、白日夢和直覺——因為有這些能力，它能促成**基於幻想和想像的焦慮**。

當你視覺化地想像某些駭人的東西，就是用你的右半腦做的；當你在你的想像中聽到控訴的批判語氣，你的右半腦便牽涉其中。如果你特別擅長運用你的想像力，你能預期你的杏仁核將會有所反應：當右半腦創造駭人的影像時，杏仁核可能變得非常活化。

研究指出，**右半腦與焦慮症狀強烈相關**。事實上，它跟感到極度激動和劇烈恐懼那類的焦慮之關聯性，會比左半腦更強，比方說，恐慌症患者更可能經歷了基於右半腦的焦慮。因此，當你感受到強烈、激動的焦慮，而不是不安或擔憂的焦慮時，活化的更有可能是你皮質的右側。

此外，「警戒」（vigilance）指的是「掃描整個環境，以尋找危險跡象的一般警覺狀態」，而這也是以右半腦為主要基地。

因對感覺訊息做出詮釋而產生的焦慮

現在，我們繼續談另一種基於皮質的焦慮，即**皮質對中性感覺訊息的詮釋**所引起的焦慮。有時候，你或許處於絕對安全的情境，但你的皮質對感覺訊息所做出的反應，就好像是處境危險或令人煩亂。

來自感官、經過視丘的訊息，在藉由皮質中的迴路處理和解釋之後而獲得意義。現在，讓我們回到高三生的例子 P080，他認為自己會被大學拒絕，但實際上卻得到了獎學金——他的皮質把信封解釋成痛心消息的來源，把信封轉變成非常嚇人的東西。

高度演化的人類皮質之額葉，具有思忖未來事件，並且想像它們的後果之能力。在正常情況下，這種能力對我們十分有幫助，皮質產生的詮釋能讓人對各式各樣的情境做出良好的反應，只不過，當皮質重複以產生焦慮的方式來回應時，問題就開始了。無論是出於某些經驗的學習、特定的生理過程，或者是最常見的——兩者結合，大腦皮質迴路做出反應的方式，都有可能促進擔憂、悲觀或其他的負面解釋過程（我們將在本書的第三部更詳盡地討論這點）。

如果你的皮質把絕對安全的情境解釋成具有威脅性，那麼你就會感到焦慮。讓我們來看看戴蒙的例子：

> 戴蒙在住家附近遛狗時看見一輛消防車往他家的方向開去，消防車的警報聲大作、警示燈閃個不停，他把這件事解釋成他的房子失火了。因此，他開始感到極度焦慮。

戴蒙焦慮的原因是，他的皮質對消防車的意義所做出的詮釋，而非消防車本身（圖5 P085 呈現這個過程）。圖5清楚顯示，製造焦慮的是戴蒙的皮質所產生的想法，並非看見消防車的實際事件。事實上，從戴蒙的所在之處，不可能有證實他的房子（或任何人的房子）失火的訊息，他沒有道理會在看見消防車之後產生焦慮。

戴蒙的大腦皮質做出哪裡可能失火的結論或許是合理的，但還是有其他可能的解釋存在，例如跟火災或他的房子無關的事故或緊急

事件
看見消防車
詮釋
我的房子失火了？
情緒
焦慮

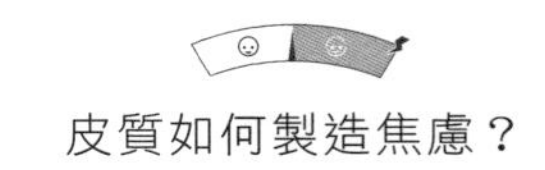

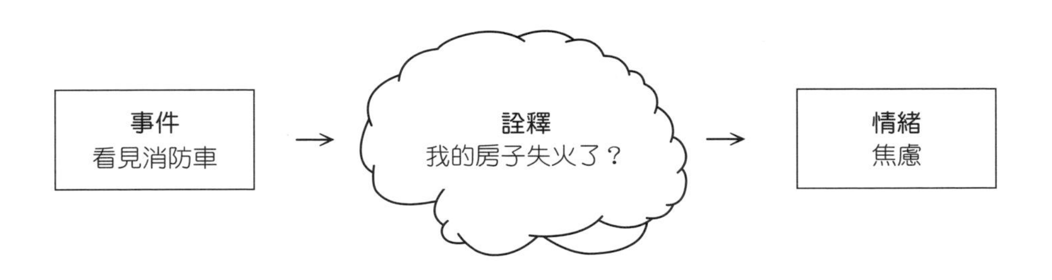

圖5　皮質的詮釋如何製造焦慮

醫療事件，不過，戴蒙想像的卻是他的房子失火了，而不是考慮這些選項。在那個當下，戴蒙的左半腦開始認真考慮可能起火的原因，思索著「我可能沒關瓦斯爐，或是家裡的電線過於老舊而短路並起火了」，與此同時，他的右半腦也開始創造廚房被大火吞沒的畫面。很快的，他的杏仁核回應了這類的想法和影像，並因此做出反應，這可能導致戴蒙驚恐地匆匆趕回家，就算實際上他的房子一點都沒有受到威脅——他的詮釋是他焦慮的來源。

預期——皮質給人類的祝福或詛咒

因為人類的皮質有能力預測未來事件和想像它們的後果，所以我們能有所預期，這既是一種祝福、也是一種詛咒。預期指的是「對於將要發生什麼的期望」，它所根據的是皮質藉由仔細考量或設想而開始為未來事件做準備的能力。預期主要發生在前額葉皮質（位在額頭正後方）左側、更接近語言那邊，左前額葉皮質是大腦計畫和執行動作的位置，所以預期在此出現也就不令人意外了，因為預期是關於「準備好以某種方式採取行動」。我們能以正向的方式預期，對即將來臨的事感到興奮和熱切，我們也能以負向的方式預期，期望和想像負面、甚至危險的事件，而這可能導致極大的痛苦與不安。

負面情境的預期會製造具威脅性的想法和意象，可能因此大大提高一個人的焦慮。事實上，人在做出預期時，這個行為本身往往比他預期會發生的那個事件更令人痛苦，在許多情況下，人們對於將要發生什麼（例如可能的對質、考試或必須完成的任務）的想法和意象，通常會比實際結果要來得糟糕（這裡指在預期的當下，做出預期的那個經歷令人相當痛苦，其痛苦程度遠超過預期會發生的那件事）。

皮質使用語言、產生意象和想像未來的能力，啟動了杏仁核的焦慮反應，即使焦慮沒有任何道理存在。人們通常覺得，辨認皮質在製造焦慮中的角色比杏仁核的角色來得容易，這是因為我們比較能觀察和了解皮質如何產生想法和意象的語言。相較於杏仁核，皮質的某些部分更直接地受我們控制，因此我們更有能力中斷和改變皮質所產生的想法和意象。

儘管如此，這並不表示控制皮質是容易的——你的大腦皮質已經確立某些反應的模式，一旦養成這些習慣，中斷和改變它們可能會很有難度，但它們還是可以改變，本書第三部會告訴你怎麼做。

焦慮的皮質途徑，最終站還是杏仁核

關於皮質途徑的討論，還必須解決這條路上的最後一站（杏仁

核）的作用才算完整。皮質無法光靠自己就產生焦慮反應，這還需要杏仁核與大腦的其他部分才能完成。事實上，杏仁核不起作用的人（無論是因為中風、生病或受傷），大部分並不會像多數人那樣感到恐懼。這裡有個案例值得思考，當人們沒有杏仁核的恐懼反應時，生活會變成什麼樣子。

> 一名女性罹患皮膚黏膜類脂沉積症（Urbach-Wiethe disease），這種罕見疾病造成她的兩個杏仁核都毀損了。即便是看到蛇、蜘蛛或恐怖電影的駭人畫面，她都不會感到恐懼，甚至更出奇的是，過去她曾遭受歹徒持槍威脅，也曾遭到攻擊幾乎喪命，但無論是哪種情況，她都沒有恐懼的感覺。事實上，她經常淪為各種犯罪的受害者，而這可能是因為她缺少了正常運作的杏仁核所發出的警告。

這名女性的經驗，清楚指出杏仁核是恐懼反應的來源。無論皮質產生什麼想法、意象或預期，只有當皮質活化杏仁核時，才會導致焦慮的許多情緒和生理面向。

杏仁核會對皮質傳來的訊息做出反應。事實上，**杏仁核對我們想像的事做出反應的方式，或許幾乎等同於它對實際發生的事如何反應**——預期潛在危險的想法或意象之訊息，其行經的路徑跟實際知覺和詮釋相關聯的訊息所走的其實是同一條。誠如先前的討論，當來自感官、途經視丘的訊息直接傳送給杏仁核時，幾乎是立即被處理的；雖然時間上比較延遲，但杏仁核也會接收到經過皮質處理和解釋的訊息，不過截至目前為止，神經科學家尚未確切知道，杏仁核如何去區別那些來自皮質的訊息是有根據的，還是基於過度活躍的想像。

藉由接下來的兩個例子，我們接著繼續探討，杏仁核可能如何對皮質製造的想法或意象做出反應，並以此檢測杏仁核對皮質的依賴如何有利或有問題。第一個例子是這樣的：

> 某天傍晚，夏綠蒂在家時聽到有人從後門進屋的熟悉聲音。每天晚上她的丈夫回家時，她都會聽到這個聲響，因此她的杏仁核沒有把聲音當作危險的信號做出反應。然而，夏綠蒂的皮質卻知道，她的丈夫今天出門去釣魚了，這個時間應該沒有人會從後門進來才對。她的皮質因而產生這個情況有危險的想法，以及陌生人進屋的影像。
>
> 大腦皮質所產生的這些想法和影像，影響了夏綠蒂的杏仁核，因而啟動了戰、逃或僵住不動反應。她的心臟開始狂跳，並停下了手邊正在做的事，她變得過度警覺，全神貫注在讓自己保持安全這件事上——如果有人入侵，這些反應可以救她一命。

夏綠蒂的杏仁核對後門的聲音沒有反應，它的反應是針對夏綠蒂的想法：屋子裡可能有陌生人。對來自皮質的訊息做出反應，讓杏仁核能防範自己沒有認出的危險——杏仁核仰賴皮質為自己提供額外的訊息，但有的時候，杏仁核對皮質的依賴會導致不必要的焦慮，就像下面這個例子。

> 夏綠蒂再次因為丈夫出門而獨自在家。她並沒有聽到任何不尋常的聲音，但在她準備睡覺時，卻感到心神不寧。她躺在床上，整個空間安靜無聲，她開始想像有人正破門而入，她想像入侵者帶著武器在家裡走來走去，她的杏仁核對皮質產生的這些意象做出了反應——儘管沒有直接證據顯示她有任何危險，她的杏仁核還是對皮質的活動做出了反應，啟動了戰、逃或僵住不動反應。突然間，夏綠蒂感到不寒而慄，她的呼吸開始變得急促，覺得自己應該躲起來或尋求協助，即使她意識到當下並沒有關於危險的有力證據。

夏綠蒂的杏仁核對皮質的想法和意象所做出的反應，就好像是那想法和意象反映了實際的危險，所以杏仁核製造了非常真實的恐懼反應。

我們可以從這兩個例子發現，大腦皮質考慮和關注的事，絕對可以影響你焦慮的程度。從杏仁核的觀點來看，即便沒有從直接接收到的感覺訊息偵測到危險，它仍可能針對皮質的想法和意象做出反應，而杏仁核做出的回應可能是啟動戰、逃或僵住不動反應；一旦杏仁核涉入其中，你就會開始經歷跟焦慮相關聯的身體感覺。

幸運的是，有幾種技巧可以用來中斷和改變那些可能活化杏仁核之基於皮質的想法和意象。經過一番練習，你可以重新串連你的皮質，讓它不太可能活化你的杏仁核，而這當中的第一步，就是辨認皮質何時產生可能導致焦慮的想法或意象。當你愈來愈知道這些想法和它們如何誘發焦慮的效應時，你就可以開始辨認出這些想法、確認它們何時會發生，並且採取步驟改變它們。

— 總结 —

現在，你已經熟悉皮質可能啟動焦慮的各種方式。你了解來自左半腦的想法或來自右半腦的意象可以活化杏仁核，也得知認知融合的危險，並且知道皮質的詮釋和預期如何導致杏仁核製造焦慮。

在本書的第三部，我們將檢視那些可能導致焦慮之基於皮質的詮釋和反應具體來説是什麼，並且討論有哪些策略有助於你改變皮質產生的想法和意象。

在這之前，我們將在下一章幫助你仔細思考焦慮的各種面向，並且精確點出你的焦慮主要源自於你的皮質或杏仁核——這是決定如何重新串連你的大腦來控制焦慮的關鍵步驟。一旦能確認自己焦慮的起始點，你就可以應用正確的技巧有效解決問題。

Chapter

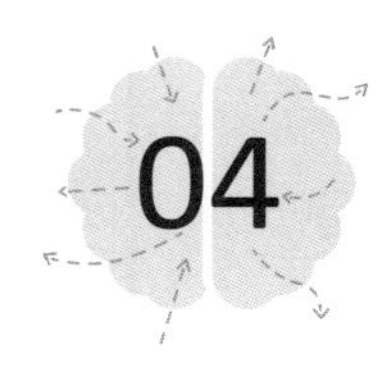

辨識出你的焦慮從哪裡開始

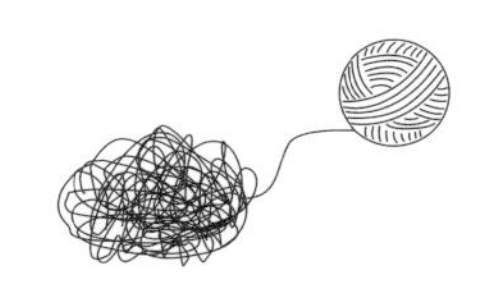

焦慮是複雜的反應，多數情況涉及大腦的各種區域。雖然杏仁核與皮質都起了一定的作用，但知道自己的焦慮從哪裡開始仍然有幫助，因為這可以判定哪些策略最有助於你減輕焦慮。接著我們要協助你評估自己的焦慮是基於皮質、基於杏仁核，還是兩者都參與其中，你將認識到更多有關焦慮的想法和反應如何影響你和你的生活。

杏仁核雖然是焦慮反應的神經來源、會製造焦慮的身體感覺，還往往無視基於皮質的思維過程，但焦慮不一定總是從杏仁核開始；它也可能始於皮質，隨著活化杏仁核的想法和心像而生。

如果你看見狂吠的狗會愈來愈焦慮，而且開始喘不過氣，那可能是杏仁核引發的焦慮；如果你在期盼一通重要的電話時緊張地走來走去，那可能是皮質引發的焦慮。了解你的焦慮從哪裡開始與如何開始，將讓你得以採取最有效的方法來中斷那個過程。

最重要的是，你要記住，**當焦慮始於杏仁核時，基於皮質的介入（像是邏輯和推理）往往無助於減輕焦慮**。基於杏仁核的焦慮通常可以透過某些特徵來辨認，例如：它似乎來得出乎意料、它製造強烈的生理反應，以及它似乎對情況小題大作。如果焦慮是從杏仁核開始，那麼你需要用杏仁核的語言來修改，本書第二部「控制基於杏仁核的焦慮」所提及的介入，最能有效降低杏仁核引發的焦慮。另一方面，**如果你的焦慮是從皮質開始，更有效的方法是改變你的想法和意象，藉此減少它們所導致的杏仁核活化**。你在本書的第三部「控制基於皮質的焦慮」可以學到如何達成這點——減少皮質造成杏仁核活化的次數，將能減輕你的整體焦慮。

接下來，我們將在本章節分享一些非正式的評估，幫助你衡量和描述你典型的焦慮反應，協助你判定自己的焦慮源自哪裡。請注意，這些不是專業評估，只是用來幫助你探索自己的焦慮是基於杏仁核或基於皮質的傾向。

哪些情況來自基於皮質的焦慮？

一開始，我們先處理皮質迴路所啟動的焦慮。皮質中某些類型的活化（通常以想法或意象的形式出現），可能最終導致杏仁核活化壓力反應，同時伴隨所有不愉快的症狀。基於皮質的活化種類為數眾多，但它們全都有相同的潛在後果：讓你身陷經歷焦慮的風險。下列的評估能讓你更深入理解皮質途徑啟動焦慮時最常見的一些方式，並且幫助你辨認自己經歷的是哪些。

通常來說，人們並不會密切注意皮質中所發生的特定想法和意象，因此，至關重要的是，你必須更加警惕、察覺在特定時刻你的大腦皮質究竟發生了什麼事。透過學習辨認誘發焦慮的各類型皮質活動，你可以在它們發展成完備的焦慮之前修正它們。我們將在本書的第三部說明如何做到這點。

▸練習・評估基於左半腦的焦慮 + +

皮質的左半腦可以產生一種焦慮性不安 P082，其所表現出來的是：一直擔憂將會發生什麼，因而反覆尋求解決。具有這類焦慮的人，很容易反覆斟酌或極度關注一個情況，或是感覺需要一再討論這個情況。

仔細閱讀以下例子，在能描述你的句子前打勾。

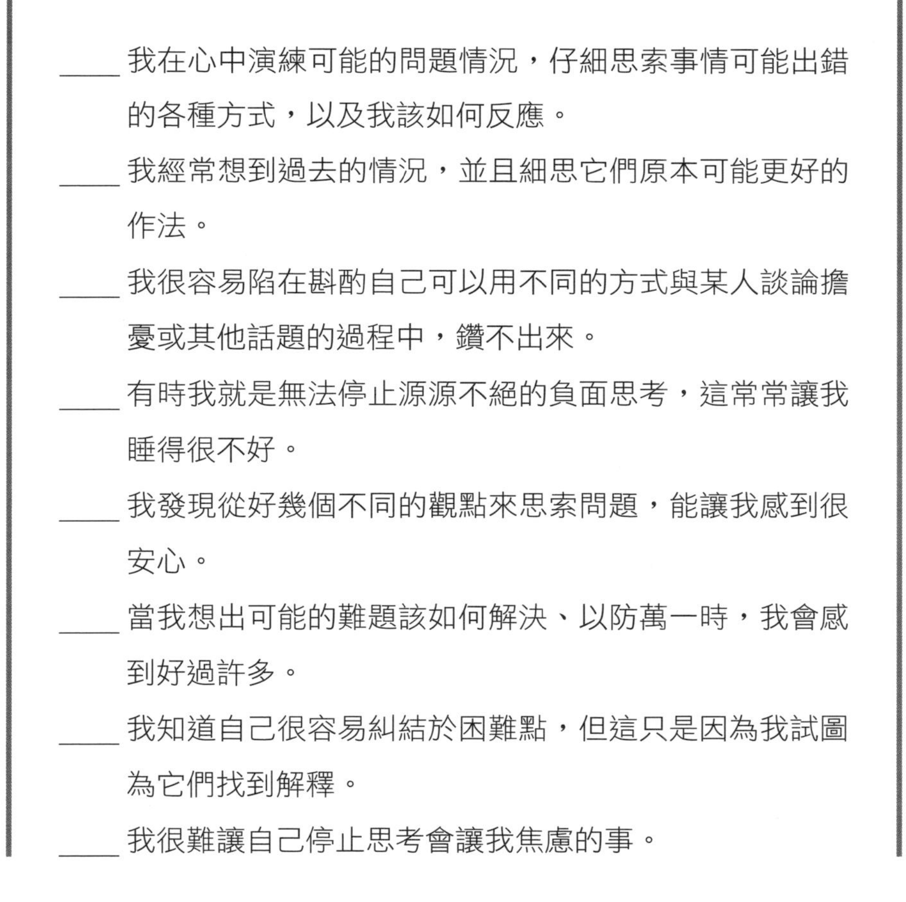

____ 我在心中演練可能的問題情況，仔細思索事情可能出錯的各種方式，以及我該如何反應。

____ 我經常想到過去的情況，並且細思它們原本可能更好的作法。

____ 我很容易陷在斟酌自己可以用不同的方式與某人談論擔憂或其他話題的過程中，鑽不出來。

____ 有時我就是無法停止源源不絕的負面思考，這常常讓我睡得很不好。

____ 我發現從好幾個不同的觀點來思索問題，能讓我感到很安心。

____ 當我想出可能的難題該如何解決、以防萬一時，我會感到好過許多。

____ 我知道自己很容易糾結於困難點，但這只是因為我試圖為它們找到解釋。

____ 我很難讓自己停止思考會讓我焦慮的事。

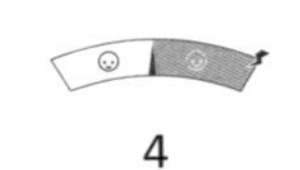

若你勾了上述幾個句子，或許你花了太多時間關注令人煩惱的情況，以及只要想起便會增加壓力程度的那些想法。**雖然你的左半腦可能在尋求解答，但過度關注潛在的困難可能會活化杏仁核**。你或許會因為老在思考這些可能永遠都不會發生的問題，錯失了許多可以無憂無慮的時光。

左半腦讓我們擁有一些最複雜且高度發展的能力，若是少了左半腦的貢獻，我們人類便無法創造出現今所居住的科技發達的世界。然而，它創造的擔憂和反芻思考，並無法提供焦慮的解決之道。

本書第三部將進一步探討左半腦促成焦慮的各種方式，我們會幫助你辨認導致焦慮的思維過程有哪些特定種類，例如悲觀、擔憂、強迫意念、完美主義、小題大作、罪惡與羞愧，並且讓你了解你能如何改變這些思維過程。

▸練習・評估基於右半腦的焦慮 + +

皮質的右半腦能讓你發揮想像力，設想實際上並沒有發生的事，而想像令人煩惱的情況，其實是會活化杏仁核的 P082 。右半腦著重人類互動的非語言方面，例如臉部表情、聲音語調或肢體語言等，而這可能導致你**對這些訊息妄下結論**。舉例來說，我們很容易過分重視臉部表情或姿勢，因而假定某個人正在生氣或感到失望。

仔細閱讀以下陳述，在你常常經歷的句子前打勾。

____ 我會在心中描繪可能的問題情況，並想像事情可能出錯的各種方式，以及他人會如何反應。

____ 我十分理解人們的聲音語調。

____ 我幾乎總是能想像出幾種場景，藉以説明情況如何變得對我不利。

____ 我很容易想像人們如何批判或拒絕我。

____ 我經常想像自己可能出洋相的各種方式。

____ 我有時會看見恐怖事件發生的影像。

____ 我依賴自己的直覺來了解他人正在感受和思考什麼。

____ 我會小心留意人們的肢體語言並注意到細微的線索。

如果你勾了上述的許多句子，那麼你焦慮攀升的原因很可能是你容易想像駭人的場景，或是依賴直覺來解釋人們的想法、卻解釋得不那麼準確。這些基於右半腦的過程，可能導致你的杏仁核在沒有受到實際威脅的情況下，做出你處於危險境地時才會出現的反應。

在緩解焦慮方面，市面上各式各樣的策略（包括遊戲、運動、冥想和心像）都有助於提高左半腦的活化、產生正向的情緒，並且平息右半腦，我們將在第六、九、十和十一章討論這些策略。

▸練習・辨認源自於詮釋的焦慮 ++

在第三章，我們討論了事件、情境和他人反應的詮釋可能如何導致焦慮 P083 。發生這種情況時，人的皮質會製造不必要的焦慮——產生焦慮的不是情況本身，而是皮質解釋情況的方式。

為了判定你的大腦皮質是否具有把中性情況變成焦慮來源的傾向，請仔細閱讀下列句子，在任何適用於你的句子前打勾。

____ 我傾向於做最壞的打算。
____ 我認為自己太介意別人的意見。
____ 我很難接受自己犯錯，當我犯錯時我會相當自責。
____ 我不太能説「不」，因為我不喜歡讓別人失望。
____ 當我遇到挫折時，我會覺得自己難以承受，感覺很想要放棄。
____ 當我找不到東西時，我會擔心自己永遠都找不到。
____ 我很容易太過關注自己外表上的任何缺陷。
____ 當有人提出建議時，我會忍不住把它當作批評。

如果你勾了上述的許多句子，那麼你的皮質所提供的詮釋大概會增加你的焦慮。許多人相信某些情境是自己焦慮的原因，但**焦慮永遠始於大腦，而不是因為情境**——焦慮是一種人類情緒，由人類的大腦產生，而情緒是大腦對情境的反應，而非由情境本身造成。人們之所以會對相同的事展現不同的反應，那是因為他們有不同的詮釋，例如：在森林中看見狼或許會嚇壞露營者，卻會深深吸引動物學家。你的皮質對事件做何解釋，顯然強烈影響你的焦慮程度。在第十章和第十一章，你將學習如何抵抗引發焦慮的詮釋。

▸練習・評估你基於預期的焦慮 + +

當你有所預期時，你就是在使用你的皮質考慮或想像未來的事件。如果這些未來事件有可能是負面的，那麼這樣的預期很有可能會增加你的焦慮 P085。跟基於左半腦的焦慮一樣，這也可能導致你對或許永遠不會發生的事感到焦慮。即便事件確實發生，但你或許早在事件發生的很久以前就開始老想著它，或者你需要特別擔心它——因此，你不是只經歷這個事件一次，而是**在它真正發生前一再地經歷**。

以下有些陳述反映預期的傾向。仔細閱讀下列句子，在任何適用於你的句子前打勾。

____ 如果我知道可能的衝突逐漸逼近，我會花很多時間仔細思考。

____ 我會去想別人可能說了什麼會讓我心煩的事情。

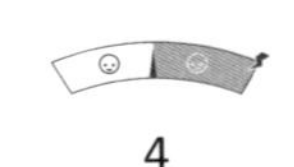

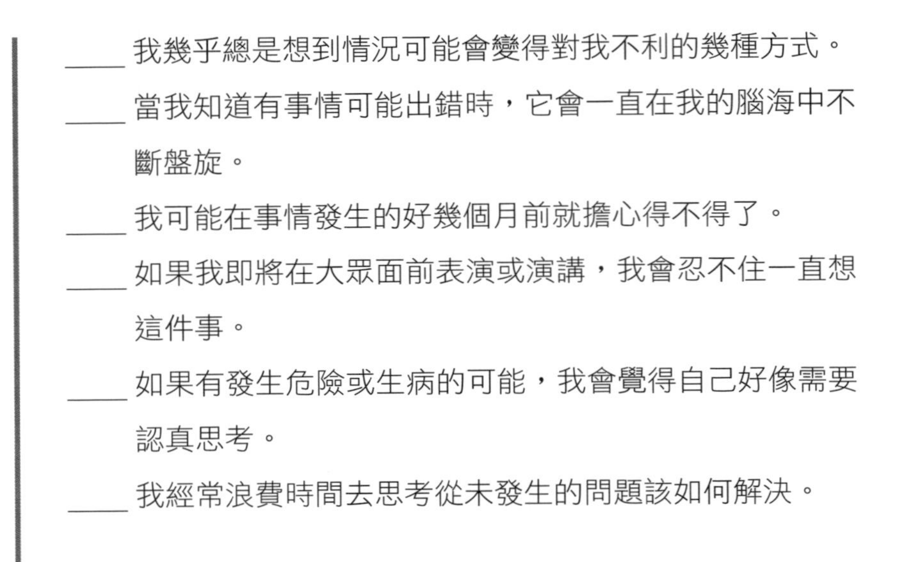

____ 我幾乎總是想到情況可能會變得對我不利的幾種方式。

____ 當我知道有事情可能出錯時，它會一直在我的腦海中不斷盤旋。

____ 我可能在事情發生的好幾個月前就擔心得不得了。

____ 如果我即將在大眾面前表演或演講，我會忍不住一直想這件事。

____ 如果有發生危險或生病的可能，我會覺得自己好像需要認真思考。

____ 我經常浪費時間去思考從未發生的問題該如何解決。

如果你有預期負面事件的傾向，那麼你會在生活中製造更多不必要的焦慮。請記住，儘管每個人在生活中都會遭遇困境，但你不需要在沒有負面事件發生的情況下用皮質來經歷這些。我們將在第十一章談到如何修改想法的策略。

▸練習・評估你基於強迫意念的焦慮 ++

當人們出現強迫意念（無法控制的反覆想法或懷疑）的時候，或許也會伴隨著強迫行為（企圖減輕焦慮所做的活動或儀式），這些行為是在皮質中形成的 P042，然後由杏仁核引發的焦慮添油加料。

強迫意念有非常大的可能是皮質中額葉的產物，它跟眼

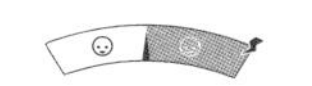

眶額葉皮質中迴路的過度活動有關係，這個區域就在眼睛的正後方。

仔細閱讀以下反映強迫意念和強迫行為的陳述，在任何適用於你的句子前打勾。

____ 我花了大把的心思在保持事物井井有條或正確地執行任務上。
____ 在我相信事情正確無誤之前，我會一心想著仔細檢查或好好安排。
____ 我被某些無法逃脫的懷疑所困擾。
____ 我對汙染和細菌存有疑慮。
____ 我有一些自己覺得不能接受的想法。
____ 我擔心自己按照腦海中冒出的衝動行事。
____ 我會一直卡在某個概念、懷疑或想法中，就是無法跳脫出去。
____ 為了讓事情感覺正確無誤，我必須完成固定的慣例。

如果你勾了上面幾個句子，請仔細想想你是否花了太多時間關注某些活動或想法，以至於你卡在某個使你長期焦慮不斷且剝奪你寶貴時間的模式當中。

強迫意念可能在沒有強迫行為的情況下發生，但是當一個人覺得這些行為能暫時緩解焦慮時，通常就會形成強迫行為。不幸的是，從長遠來看，**強迫行為雖然無濟於事，**

但它們會因為緊接在後的焦慮緩解而被杏仁核保留了下來。因此，因應強迫意念和強迫行為，往往需要一種既針對杏仁核、也針對皮質的方法，才有辦法得到改善。我們將會在第三部討論如何處理基於皮質的強迫意念，並且在第八章說明暴露療法如何對抗杏仁核驅動的強迫行為。

哪些情況來自基於杏仁核的焦慮？

既然你已確認基於皮質的焦慮原因，我們接著要幫助你評估杏仁核引發焦慮的傾向。再次提醒，每當你感到焦慮或恐懼時，杏仁核都參與其中。

以下評估能幫助你把注意力集中在焦慮反應源自於杏仁核的經驗上，一旦知道起始點，你就能選擇最有效控制焦慮的方法。如果引發焦慮的是杏仁核本身的迴路，那麼針對皮質的策略通常會徒勞無功。我們將在本書的第二部介紹幾種技巧，來幫助你控制基於杏仁核的焦慮，其中包括放鬆策略、暴露在恐懼的物體或情境中、從事身體活動，以及改善睡眠模式。

為了判定引發特定焦慮反應的是杏仁核或皮質，你需要仔細想想，在你開始經歷焦慮之前發生了什麼：如果你過分關注特定的想法或意象，那麼你的焦慮很可能始於皮質；若你發現特定的物體、位置或情境會立即引發焦慮反應，那杏仁核更有可能是焦慮的起始點。

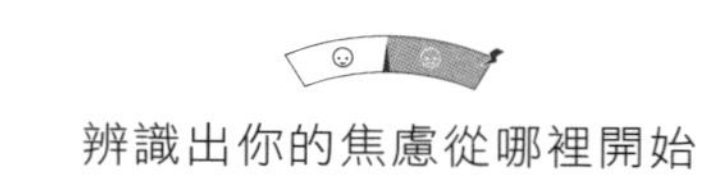

▸練習・評估你不明原因焦慮的經驗 ++

如果你的焦慮看似無法解釋或來得出乎意料，而且找不到任何好理由說明，那麼你的杏仁核大概就是原因。你可能會誠實地說「我就是不知道為什麼我會有這樣的感覺，完全沒有道理可言」，因為你就是沒有任何想法或當前經驗能對此做出解釋。誠如我們先前提過的，杏仁核通常在你沒有意識覺察到發生了什麼的情況下做出反應，而它製造的這些反應往往令人迷惑 P064。仔細閱讀以下反映不明原因焦慮的陳述，在任何適用於你的句子前打勾。

____ 有時我的心臟會無緣無故地怦怦亂跳。
____ 當我拜訪別人時，儘管一切進展順利，但我常常會很想回家。
____ 我經常覺得無法控制自己的情緒反應。
____ 我無法解釋為什麼在許多情況下會做出這種反應。
____ 我會突然冒出好像不知從何而來的焦慮。
____ 我到某些地方時就是會感到不舒服，但我沒有充分理由來說明這種感受。
____ 我常常無預警地感到恐慌。
____ 我往往無法辨認是什麼觸發了我的焦慮。

我們已經提過，你可能無法存取杏仁核的記憶。因此，當你的杏仁核做出反應時，你或許毫不理解它對什麼反應或反應的原因為何。好消息是，就算你不了解杏仁核為什麼做出反應，你還是有各式各樣的技巧可以從中選擇來幫助你平息杏仁核，並且加以重新串連。

▸練習・評估你快速生理反應的經驗 ++

當杏仁核是你焦慮的來源時，你焦慮的最初徵象之一，很有可能是明顯的生理改變 P067。在你有時間思考、甚至徹底處理情況之前，很有可能已經先經歷出汗、心臟狂跳和口乾舌燥——因為杏仁核生來就會強力激發交感神經系統、活化肌肉，並且釋放腎上腺素到血液中，所以將生理症狀作為焦慮的最初徵象是個很好的指標，它指出你正在處理基於杏仁核的焦慮。

仔細閱讀以下反映快速生理反應的陳述，在任何適用於你的句子前打勾。

____ 我發現我的心臟即使沒有明顯理由還是在狂跳。

____ 我可以在短短幾秒內從感覺平靜到完全陷入恐慌。

____ 我的呼吸節奏會突然無法感覺順暢。

____ 有時我會感到暈眩或好像快要昏倒了，而且這些感覺來得很快。

____ 我的胃不舒服，立刻感覺噁心想吐。

____ 我會因為我的胸口疼痛或不舒服而意識到自己的心臟。

____ 我沒出什麼力就開始流汗了。

____ 我根本不知道自己到底怎麼了，我就是會毫無預警地開始顫抖。

如果你勾了許多反映強烈和快速生理反應的句子，那麼你的焦慮可能源自於杏仁核的反應。當你經歷這樣的反應時，你可能以為有實際的威脅存在，但觸發杏仁核反應的並不是精確的危險指標，因此請不要忘記，**危險的感受不一定表示威脅存在**。你可以利用這些生理反應，找出你應該使用本書第二部建議的哪些策略。

▶練習・評估非計畫攻擊感受或行為的經驗＋＋

攻擊傾向是基於戰、逃或僵住不動反應的「戰」元素。雖然有些人希望躲開和避免衝突或威脅的情境，但另外有些人會傾向做出攻擊的反應——突然感受到威脅，可能使他們容易生氣和猛烈抨擊他人，這種攻擊反應根源於杏仁核的保護天性，**創傷後壓力症候群患者的這種反應會特別明顯**。

仔細閱讀以下反映非計畫攻擊感受或行為的陳述，在任何適用於你的句子前打勾。

____ 我在某些情況下會無預警爆發。
____ 我通常需要用肢體來表達我的挫折。
____ 我會出手攻擊，並在後來意識到我的反應太強烈了。
____ 我會沒有預警地對他人大發雷霆。
____ 我覺得自己會在壓力之下傷害他人。
____ 我不想猛烈抨擊他人，但我就是忍不住。
____ 家人和朋友都知道在我身邊要小心翼翼。
____ 當我心煩意亂時，我會打破或亂丟東西。

如果你勾了幾個反映易於顯現焦慮攻擊徵象的句子，那麼本書第二部所提到的基於杏仁核的介入就對你很有幫助。你的杏仁核啟動攻擊反應的企圖，可能看似很有說服力，但你可以對你如何指揮自己的行為進行控制——規律地鍛鍊身體有助於約束這種反應，快步離開威脅情境也有助於滿足立即行動的驅力。

▸練習・評估無法清楚思考的經驗 + +

當你發現自己不光是焦慮，還無法專心或集中注意力時，這就是基於杏仁核的焦慮之強力指標 P049。當杏仁核插手時，它會推翻皮質的注意力控制，進而接管一切。當你的大腦經歷這種基於杏仁核的控制時，你會感覺到無法控制

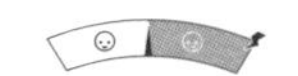

自己的思想。從演化的觀點來看，杏仁核在偵測到危險時掌握控制權的能力，幫助我們遠古的祖先得以存活，因此杏仁核保留了這種能力。儘管如此，暫時失去決定專注什麼或考慮什麼的能力，確實既令人不安、也讓人沮喪。

仔細閱讀以下反映無法清楚思考的陳述，在任何適用於你的句子前打勾。

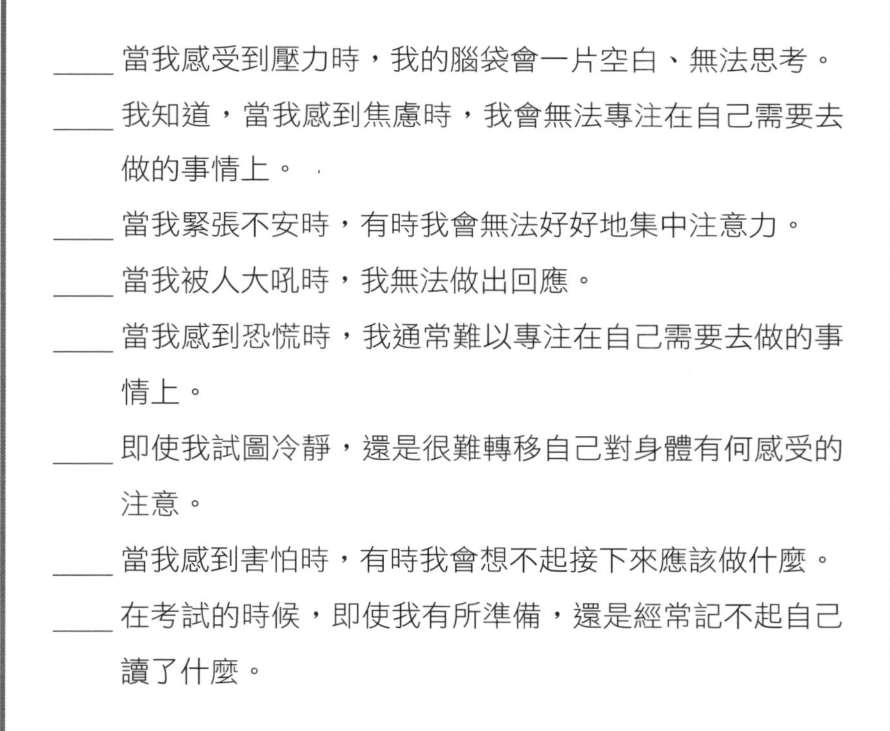

____ 當我感受到壓力時，我的腦袋會一片空白、無法思考。
____ 我知道，當我感到焦慮時，我會無法專注在自己需要去做的事情上。
____ 當我緊張不安時，有時我會無法好好地集中注意力。
____ 當我被人大吼時，我無法做出回應。
____ 當我感到恐慌時，我通常難以專注在自己需要去做的事情上。
____ 即使我試圖冷靜，還是很難轉移自己對身體有何感受的注意。
____ 當我感到害怕時，有時我會想不起接下來應該做什麼。
____ 在考試的時候，即使我有所準備，還是經常記不起自己讀了什麼。

如果你勾了幾個句子，或許你時常發現自己處於無法思考的情況。從杏仁核到皮質的連結，可能影響注意力的引導方式——證據顯示，焦慮程度較高的人，從皮質到杏仁核的連結通常較弱。在杏仁核被活化時，基於皮質的焦慮因應策略通常沒什麼用處。本書第二部所討論的一些策略（例如深呼吸或放鬆），即使在你的思維過程受杏仁核活化而有所限制時也幫得上忙。

▸練習・評估你極端反應的經驗 + +

如果你的反應經常看似太過頭了，跟眼前的情況不成比例，那麼這種極端反應模式的幕後黑手大概是你的杏仁核。杏仁核或許正在掌控全局並採取行動，以保護你免於它知覺到的危險，但當你事後處於一個比較冷靜的狀況時，就會意識到自己當時並不需要有這麼強烈的反應。最強烈的極端反應類型之一是恐慌發作（第五章會進一步討論），不過還有其他類型。在任何情況下，造成這些極端反應的都是戰、逃或僵住不動反應**在不必要時啟動**——請記住，杏仁核對情況採取的作法通常是「小心總比遺憾好」，它生來就編寫成能迅速且強烈地做出反應，即使是在它沒有完全確定可能的威脅所牽涉的細節之情況下，仍是如此。

仔細閱讀以下反映極端反應模式的陳述，在任何適用於你的句子前打勾。

____ 有時，我的焦慮強烈到我害怕自己就快發瘋了。

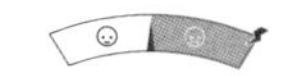

____ 我感受到的焦慮程度讓我全身動彈不得。

____ 其他人曾告訴我，他們認為我反應過度。

____ 當有什麼事物格格不入或雜亂無章時，我無法忍受。

____ 有時，我會懷疑自己是否心臟病發或中風。

____ 有時，我就是會發脾氣和勃然大怒。

____ 只是一點小事（像是昆蟲或髒盤子）就能讓我完全陷入恐慌。

____ 有時，我周遭的事物看似並不真實，我害怕自己正在失去理智。

如果你勾了幾個句子，那麼你大概正苦於**杏仁核過度活化**。誠如我們在本書先前所提到的，有些人的杏仁核就是比其他人的更容易反應，甚至從很小的時候就開始了 P064 。遺憾的是，杏仁核易反應的兒童不一定學過基於杏仁核的策略來處理他們的焦慮，結果往往發展成根深蒂固的過度反應或極端逃避模式。但是，現在你已了解，讓杏仁核學習不同的反應方式永遠都不嫌晚。

— 總結 —

在本章的前半部，你評估了自己比較容易經歷哪種

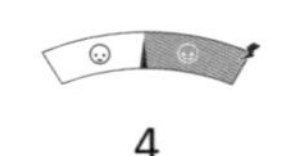

基於皮質的焦慮，也判定了特定的思維過程是否會促成你的焦慮，而在本章後半部，你評估了自己是否容易經歷基於杏仁核的焦慮：不明原因焦慮、快速生理反應、非計畫攻擊感受或行為、無法清楚思考，以及極端反應。既然你已經更了解自己的焦慮源自哪裡了（皮質、杏仁核或兩者皆有），我想你也準備好更仔細深入探討各類型焦慮的本質，並且進一步學習相關的技巧，以盡可能縮減或控制你的特定焦慮反應。

2.

控制基於杏仁核的焦慮

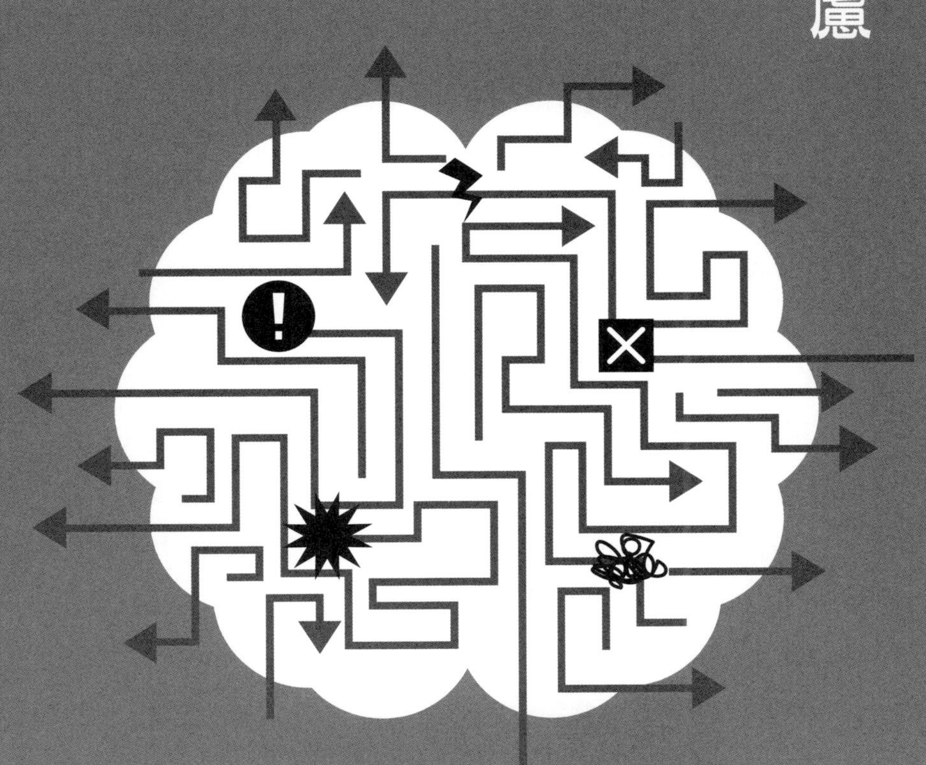

Chapter

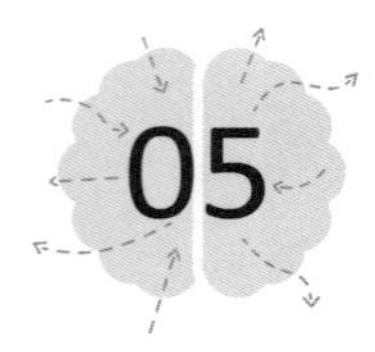

恐慌發作——極端的「戰、逃或僵住不動」

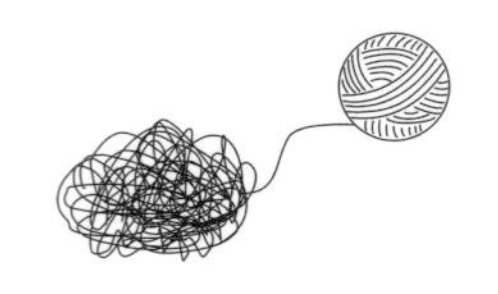

本章關注的是杏仁核在產生焦慮反應的過程中扮演什麼角色，我們也將更仔細地檢驗杏仁核途徑所帶來的影響。

再次提醒，焦慮反應的生成永遠涉及杏仁核，無論反應始於皮質或杏仁核。

基於上述原因，我們可以知道：了解杏仁核對任何焦慮的人來說，都十分有益處。因為焦慮的感受是在杏仁核製造壓力反應時產生，所以我們先從描述壓力反應開始——這種反應及其如何受控於杏仁核的相關知識，對於了解恐懼或焦慮的束縛及如何擺脫它們是不可或缺的。

在第一章，我們提到了杏仁核的中央核 P047 可以啟動戰、逃或僵住不動反應，並在瞬間引起身體的變化，這些變化不只數量驚人，而且還不在你的控制範圍之內。我們還提到，當中央核產生強烈的戰、逃或僵住不動反應時，你使用皮質思考和反應的能力通常會受到限制。

這就是為什麼你最好能在戰、逃或僵住不動反應發生前辨識和理解它，並且學習適當的應對方法，因為一旦你進入了反應，你使用皮質來因應焦慮的能力就會被縮減。

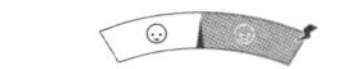

人和動物有相似的壓力反應

最早識別出戰、逃或僵住不動反應模式的人，是生理學家沃爾特・坎農（Walter Cannon），接著，在一九三〇年代，內分泌學家漢斯・賽利（Hans Selye）確認了動物和人類一樣，對各式各樣的壓力源有著驚人的相似反應——我們的身體對特定的情況通常會有明確的反應方式，例如：我們的瞳孔在亮光下會收縮，在黑暗時會放大；我們在寒冷時會發抖，在炎熱時會流汗。

。賽利和他壓力超大的老鼠

當時正在研究老鼠的賽利發現，牠們在各種不同的壓力情況下都產生了類似的身體反應。當然，實驗室老鼠經歷的具體情況相當不同於人類：一再地被打針、不小心掉到地板上、用掃把驅趕等（賽利在早期是個相當笨拙的實驗者）。然而，所有事件在老鼠身上似乎都製造出同一套生理反應。

賽利發現了動物在壓力之下所出現的一套程序反應——這些反應是許多動物的特性，包括鳥類、爬蟲類和哺乳類。人類通常喜歡認為自己優於其他動物，但就程序反應來看，我們運作的方式跟其他脊椎動物幾乎相同——我們也有類似程序的生理反應，讓我們能在危險的情境中迅速做出反應。無論是被大熊追逐、派對上受邀跳舞，還是工作被解雇，我們身體做出反應的方式，都驚人地類似於老鼠被掃把驅趕時所做的反應。

數十年之後，多虧了廣泛的神經生理學研究，這種反應（賽利稱之為「壓力反應」〔stress response〕）已可追溯到杏仁核的中央核。壓力反應會產生一套可預測的生理改變，包括心跳加速、血壓升高、呼吸急促、瞳孔放大、血液突然大量流向末梢、消化減慢及出汗增加，這些改變全都起因於交感神經系統的活化及壓力荷爾蒙（例如皮質醇和腎上腺素）的釋放。

。天生的危機自救系統

戰、逃或僵住不動反應是一種特定、急性且劇烈的壓力反應形式，而我們先天配備這些生理改變，這代表我們不必學習就會。戰、逃或僵住不動反應在面對危險時非常有用，我們的許多祖先很可能被這些即時且自動的反應所拯救——讓他們得以擊退敵人或逃脫掠食者的爪牙。

現在，除了這種反應之外，杏仁核還能在大腦其他部分尚無法確切知道是什麼情況之前，在短短不到一秒的時間便辨認出危險的情況——其他類型的大腦歷程，像是知覺、思考和從皮質提取記憶，可能需要超過一秒才會出現。你應該看得出來，下意識地辨認情況是危險或安全，並在大腦其他部分處理完成之前據此做出反應的能力，具有什麼明顯的優勢——拯救你的性命！讓我們來看看傑森的例子：

冬季裡的某日，傑森正帶著他的小女兒過馬路，一輛迎面而來的車子在冰上打滑，完全停不下來，十分危險地朝他們的方向滑了過去，傑森想都沒想，一把抱起女兒，瞬間跳離了車子滑行的路線——早在他意識到自己正在這麼做之前。

為了迅速且自動運作到足以有效的程度，壓力反應無法根據我們人類引以為傲的更高層次的思考過程進行運作，它必須比基於皮質的迴路運作得更快，若非如此，或許就為時已晚！

▸練習・認出你焦慮反應中的壓力反應 + +

當你感到焦慮時，會出現以下哪些經驗？仔細閱讀以下列表，在任何適用於你的情況前打勾。

____ 心臟狂跳
____ 呼吸急促
____ 腸胃不適
____ 腹瀉
____ 肌肉緊張
____ 很想逃離或退縮
____ 出汗
____ 難以專心
____ 動彈不得
____ 顫抖

上述症狀都能追溯到賽利發現的壓力反應活化。或許你很好奇，為什麼認出這些症狀跟戰、逃或僵住不動反應有關很重要？其中一個關鍵理由是，它們可能涉及一個只要它們在其中便會提高焦慮的回饋迴圈——許多正與焦慮搏鬥的人，會把這些反應誤解成不好的事正在或即將發生的跡象。

當他們感覺自己的心臟狂跳時，他們可能錯誤地相信自己快要心臟病發，或是認為這些感覺暗指危險迫在眉睫，但實際上，他們正在經歷的症狀完全正常，單純表示杏仁核已被活化。

有了壓力反應，才能讓我們準備好對緊急情況立即做出反應。遺憾的是，這種反應對於應對我們今日所面臨的威脅大多沒什麼用：當你的老闆吩咐你提高生產力或說要解雇你的時候，心跳加速、出汗和血液流向末梢並不是特別有用；當你收到貸款繳費逾期通知或青春期的女兒開始跟你頂嘴時，它們也完全幫不上忙。

然而，你先天配備了這些生理反應，一旦中央核活化了它們，你就必須全力對付它們。

中央核是啟動壓力反應的開關

杏仁核的中央核像是點火開關，一旦杏仁核的這個小小部分收到來自外側核暗示危險的信號，就會**啟動壓力反應**，作法是將訊息送到大腦的其他許多部分，這使得杏仁核在大腦歷程中成為一個連繫極為暢通、良好的參與者。它所連結的最重要的大腦部分之一是下視丘；大腦中這個花生大小的部位能控制各式各樣的身體運作，包括新陳代謝、飢餓與睡眠。

因為中央核與下視丘相連，所以它能啟動腎上腺素（提高心率和血壓）和皮質醇（使葡萄糖釋放到血液中以快速獲得能量）的釋放，也能活化交感神經系統，造成各種生理系統的立即改變，使我們的意識毋須覺察或控制就能快速反應——大腦的組織方式，使得杏仁核途徑中的處理**在幾毫秒內迅速發生**。

用大鼠和小鼠（壓力反應系統相同）進行的許多研究，大大提升了我們對這些杏仁核活動的了解，這類研究清楚揭露了一點：當壓力反應被活化時，杏仁核的信號可以影響和主宰各層級的大腦功能，喬瑟夫・雷杜克斯將之描述為**「情緒對意識的敵意接管」**。

最清晰的思考技巧和個人洞察，實質上被製造恐懼相關反應的古老大腦結構停用了——得知這點可能會令你相當沮喪；具有洞察力的皮質，偶爾可能會完全被杏仁核接管——意識到這件事也讓人感到無比氣餒⋯⋯

然而，不要緊，只要你擁有這些知識，你就可以反過來利用它們——關鍵在於你必須認識到：許多基於皮質的因應策略（例如告訴自己不要害怕或焦慮沒有邏輯可言）並**無法有效阻止啟動後的壓力反應**；在這樣的時刻，需要的反而是針對杏仁核的策略。我們會在第二部的其餘章節詳細說明這些方法。

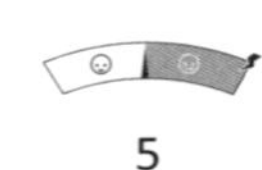

恐慌發作——過度的壓力反應

壓力反應中最令人不愉快的過度反應，無疑是恐慌發作。恐慌發作（許多焦慮症患者都經歷過的常見困難）也根源於**中央核的活化**，這些激動過度或有時是驚恐、暴怒或動彈不得的發作，往往伴隨心臟狂跳或加速、流汗、呼吸急促，通常還有發抖或打顫。

經歷恐慌發作的人或許會感覺到自己渴望攻擊某個人（戰）、不可遏抑地迫切想逃（逃）或無力採取任何行動（僵住不動），其他可能的症狀包括交感神經系統造成的反應，像是頭暈目眩、噁心想吐、麻痺或刺痛、胸口緊悶、窒息感、難以吞嚥、潮熱或發冷，此外還有瞳孔放大、世界看似異常明亮，以及時間似乎過得比較慢。

生活中少有像恐慌發作這樣令人不愉快且難以承受的經驗！恐慌發作是那樣的令人痛苦，以至於有些人甚至會害怕自己失去控制、覺得自己即將發瘋或快要死掉，該症狀通常持續一到三十分鐘，但可能一波又一波地出現，不只令人心生恐懼，也讓人精疲力盡。

恐慌發作，通常是在杏仁核對你**根本沒察覺到的線索或觸發因素**做出反應的時候。基本上，恐慌發作是你的身體因為**杏仁核的過度反應**，在**不恰當的時間**啟動戰、逃或僵住不動反應，而反應的對象往往是某個**不具真實危險的觸發因素**。當然，如果有某種真實的危險存在，你就需要你正在經歷的生理反應來幫助你躲藏、逃跑或作戰，這樣一來，這些生理反應就不會被誇大了。

中央核能在沒有任何皮質的思考區域涉入的情況下造成恐慌發作，因此從皮質的觀點來看，恐慌發作往往**看似出乎意料之外**，值得

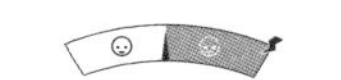

注意的一點是，當杏仁核引起恐慌發作時，這代表它正在對某個觸發因素做出反應，所以常見人們在**相同或類似的地方**重複發作，比方說在人群中、開車時、在教堂或商店裡——雖然或許難以精確找到觸發因素為何，但一定有什麼活化了杏仁核，並引起恐慌發作。

多數人在一生中都曾有過一、兩次恐慌發作的經驗，而對多數人來說，這些人生插曲不過是令人驚嚇的麻煩事。一再經歷恐慌發作的人，往往被診斷患有恐慌症，當人們開始預期和害怕恐慌發作，並且開始避免置身於過去曾恐慌發作的地方時，代表他們已經出現「懼曠症」（agoraphobia）的症狀——他們會害怕經歷「在自己感覺無法逃脫的情況下所出現的恐懼」。這種極度耗弱人心的病症，使得許多地方對他們而言都是不安全的。懼曠症患者會想要避免可能引起恐慌的任何情況，因而錯誤地試圖縮小自己的世界來自我保護；這種擔憂一旦失控，懼曠症有可能把一個人限制在家中，甚至只限制在一個房間裡，哪裡也不敢去。

恐慌發作的傾向至少有一部分出於**遺傳**，已有研究開始尋找涉及的特定基因。確實，有些人遺傳到杏仁核以這種方式反應的傾向。然而，**重大的生活改變或壓力**也可能導致恐慌發作，例如畢業、換工作、家人過世、結婚或離婚，以及其他過渡事件。經歷恐慌發作的人多數是女性，但這個統計結果或許有部分出於少報了男性的人數。

有些恐慌發作的人會嘗試以不健康的方式來因應，像是喝酒或用藥，這些策略或許能暫時掩蓋問題，卻無法以有用的方式改變潛在的大腦迴路。請不要絕望！就算你遺傳了傾向恐慌發作的易反應杏仁核，你還是能利用杏仁核的語言來控制你的恐慌。

練習・評估你是否經歷過恐慌發作 + +

以下列表能幫助你確認自己是否曾出現恐慌發作。如果你曾在同一時間經歷下列的許多反應，那麼你大概出現過恐慌發作。那個時候，或許你還認不出這種經驗是什麼：中央核活化交感神經系統，並觸發腎上腺素釋放，因而產生的極端反應。當你仔細考慮下列症狀時，你會清楚發現交感神經系統的影響。

____ 心臟狂跳或加速

____ 恐慌或驚恐的感受

____ 流汗

____ 換氣過度

____ 頭暈目眩或頭昏眼花

____ 迫切想逃

____ 發抖或打顫

____ 噁心想吐

____ 麻痺或刺痛

____ 攻擊衝動

____ 需要去上廁所

____ 發冷或潮熱

____ 癱瘓的感受

____ 胸口緊悶或不舒服

____ 不真實的感受

____ 難以吞嚥

____ 害怕快要發瘋

____ 呼吸急促

恐慌發作的急救策略

。三招幫助你的杏仁核戰勝恐慌

或許你會很想知道，因應恐慌發作的最佳方法是什麼。

如果你突然陷入恐慌發作，以下三種基於杏仁核的因應方式可以讓你冷靜下來：深呼吸、肌肉放鬆和運動。雖然它們無法立即停掉身體已產生的所有活化，但它們會減輕你的不適感，並且縮短恐慌發作的持續時間。

- **深呼吸：**當你恐慌發作時，最佳的應對之一是緩緩地呼吸——恐慌發作的某些症狀（例如刺痛或暈眩）跟換氣過度或呼吸太快有直接的關係。做做緩慢、悠長的深呼吸來向外擴展胸腔與橫膈膜將會是一個很好的開始（橫膈膜是在肺臟下方橫越整個軀幹的肌肉），慢慢呼吸已證實能降低杏仁核的活化。我們將在第六章更詳細地討論呼吸技巧 P129 。

- **肌肉放鬆：**杏仁核對肌肉緊張有所反應，緊繃的肌肉似乎會提高杏仁核活化的機率。學習並勤奮地練習肌肉放鬆的技巧，不但有助於你縮短恐慌發作，也能降低它們出現的可能性。我們在第六章也會更詳細地討論肌肉放鬆技巧 P132 。
- **運動：**我們鼓勵你在恐慌發作期間走來走去或運動，這樣不但可以消耗系統裡多餘的腎上腺素，而且有助於縮短恐慌發作的時間。請記住，你的身體已準備好要戰或逃，因此身體勞動恰好是你的身體準備要去做的事情。我們將在第九章更詳細地討論運動的益處 P182 。
- **抵抗逃離情境的強烈衝動：**這是當你感到恐慌時最重要的一點。雖然恐慌發作是極其嚇人且不愉快的經驗，但它並不會造成身體上的傷害——你正在經歷的感覺，其實是身體健康、有反應的徵象。逃離情境或許能讓你短期內感覺比較好，但長遠來看卻會增強恐慌發作的力量，使它們更難以對抗。因此，如果可能的話，請試著放鬆、深呼吸，停留在那個情境中。雖然說的顯然比做的容易，但至關重要的是你必須試圖獲得對杏仁核的一些控制，讓杏仁核從經驗中學習——如果你離開那個情境，你的杏仁核學到的便是逃離情境，而不是學會「那個情境其實是安全的」，這點重要得不得了，我們將在第八章再次討論。

。四招幫助你的皮質戰勝恐慌

你的皮質無法直接產生恐慌發作，它需要杏仁核與其他大腦結構才能啟動這個過程。然而，皮質顯然可以製造恐慌發作的條件，或是一旦恐慌發作就讓它更加惡化。有的時候，人們皮質中的想法，會使他們的杏仁核更容易處於產生或惡化恐慌發作的風險之中。因此，以下基於皮質的因應策略或許幫得上忙，特別是在恐慌發作真正開始之前。

- **記得這只是種感受——儘管非常強烈：**當杏仁核啟動了戰、逃或僵住不動反應、而你開始經歷身體的諸多症狀時，皮質對這些症狀的詮釋可能造成焦慮或愈來愈不受控制。如果你認為這些症狀意味著心臟病發、即將失控或快要發瘋，這只會讓恐慌發作更加惡化。請認清你只是正在經歷恐慌發作而已，不要相信皮質對基於杏仁核的症狀所做出的錯誤解釋，這將有助於你更快恢復。
- **不要專注於恐慌發作：**避免恐慌發作的最佳方法之一是停止擔心恐慌發作——一心被恐慌占據且不斷預期恐慌發作與否、何時或可能在哪裡出現，將會讓下一次恐慌發作的可能性提高。因此，最重要的是不要讓你的皮質投注太多心思在恐慌、甚至是恐慌的症狀上面。當你感到焦慮的時候，太過關注身體的感覺（像是手心出汗或心臟狂跳）可能促成進一步誘發焦慮的想法，因而形成恐慌發作。
- **轉移自己的注意力：**分散注意力是另一種基於皮質的工具，可以用來對抗恐慌發作。由於皮質能藉由關注症狀而使恐慌發作更加嚴重，所以請試著想想恐慌之外的事，任何事都可以（我們將在第十一章提供更多關於如何利用分心的指導 P232）。

- **放開你對他人在想什麼的憂慮：**恐慌發作的人通常認為每個人都在看著自己，或是相信自己會以某種方式讓自己丟臉。若你感知到恐慌的症狀，請試著別讓你的皮質猜測別人可能在想些什麼，其他人大概不會察覺你正在經歷什麼，他們甚至根本就不在乎。擔憂別人在想什麼，只會讓你在已經承受夠令人不舒服的壓力反應之下，製造更多的壓力。

雖然前述的建議或許能幫助你預防恐慌發作，然而，一旦真實的恐慌發作開始時，基於皮質的方法就效果有限：當恐慌發作達到高峰時，你很有可能會焦慮到無法清楚地思考，因為杏仁核掌管大局，而皮質的影響被排除在外。在這樣的時刻，唯一的解決之道是——在你等待發作過程結束的同時，慢慢呼吸、試著放鬆，並且轉移自己的注意力。好消息是，總是會有結束的時候。如果有他人在場，他們能提供的最大幫助是提醒你記得要深呼吸和放鬆肌肉，因為當腎上腺素激增時，肌肉會自然地緊繃和拉緊。如果有人可以協助你使用放鬆策略，你大概會訝異於你的恐慌程度竟下降得如此迅速。

無論任何情況，如果有人對你說「恐慌不過是在你腦袋裡的想法」或「你應該克服它」，請不要相信——恐慌發作的原因是杏仁核過度反應，這是生物上的現實，通常無法用你的皮質去解釋它們。

一旦中央核啟動了恐慌發作，你就需要使用本章所提到的因應策略，我們將在第六章和第九章更深入地討論——這些策略能幫助你好好度過恐慌發作。或許這是極其不適的經驗，但請記住，你沒有任何危險，恐慌實際上不會造成任何傷害。

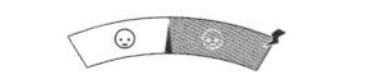

。僵住不動的積極因應策略

如果你的杏仁核似乎生來就傾向於產生僵住不動或動彈不得的反應，而不是積極的戰或逃反應，那麼你就會特別容易處於退縮或逃避的風險之中——這有可能愈演愈烈，甚至發展成懼曠症，由於害怕先前提到的恐懼，因此嚴重限制自己的生活。想要盡可能降低這種傾向，你就必須做出主動而非被動的反應。

修正杏仁核的訊息傳遞路線

已經有研究證明，避免活化負責僵住不動反應的途徑是有可能的，而這條途徑是從杏仁核的中央核通往腦部背面的腦幹（位在脊椎之上）。要做到這點，需要將離開杏仁核外側核的訊息流轉向——來自外側核的訊息沒有前往中央核，而是送到杏仁核的基底核，由此促發積極反應。

若要切換到另一條途徑，你需要使用**積極因應策略**。當你感覺自己陷入戰、逃或僵住不動反應的僵住不動面向時，採取積極因應策略可以重新串連你的杏仁核，使它不再選擇被動的反應。

找點能做的事去做

一開始，最重要的是**隨便做點什麼**都好，任何事都可以。或許你會感覺到自己無法進行複雜或艱鉅的任務，沒關係，重點是別讓自己僵住不動、像嚇壞的兔子般動彈不得，因為這會增強被動反應背後的串連——找些你能做的事情，積極去做，就算只是打電話給某個人也行。事實上，涉及與他人有趣互動的社會活動、讓你暫時忘卻擔憂的簡單愉快活動，都能阻止你的杏仁核製造特徵為僵住不動、逃避或動彈不得的反應。讓我們來看看派翠西亞的情況：

派翠西亞常常感到過度恐慌而無法上班，導致有無數個早上，都只能動也不動地待在家裡。情況通常是：她躺在床上，覺得自己做任何有趣的事都不太對勁，因為自己不能上班。

然而，當她開始嘗試在這些時刻積極一點，像是打電話給朋友或家人、做些簡單卻有趣的事（像是玩拼圖），她發現自己通常還是可以去上班——雖然時間上會晚了一點。她這麼做，就是在將自己的杏仁核轉向更積極的反應，讓自己比較不會在之後的時間做出逃避的行為。

— 總结 —

你認識了壓力反應的性質和目的，以及它最強烈的版本：戰、逃或僵住不動反應。我們希望你也可以了解到，「不要把壓力反應解釋成『真實的危險（無論是身體或外界）存在』」這件事，有多麼的重要。雖然這種反應本質上的確令人感到痛苦，尤其是當它以最極端的形式（恐慌發作）出現時，所幸的是，你現在有新的方式能加以思考

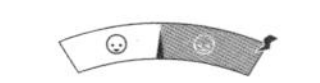

和對抗。除此之外，你還認識到克服逃避傾向的必需品是積極反應。

　　無論你的杏仁核傾向於使用攻擊反應（戰）、逃避反應（逃）或消極反應（僵住不動），你都能教它做不同的反應——杏仁核能被訓練成以更有益的方式來做出反應，這種知識非常強而有力。在後續的章節中，你將學習如何使用各式各樣的策略，包括放鬆、暴露和運動，幫助你的杏仁核以新的方式做出反應，讓你更能控制自己的生活。

Chapter

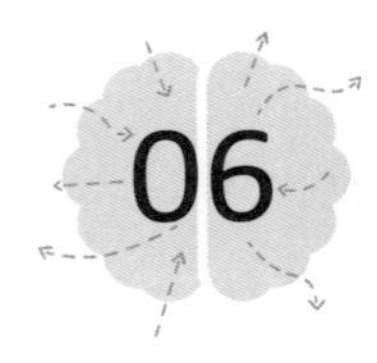

放鬆練習——零成本減輕焦慮

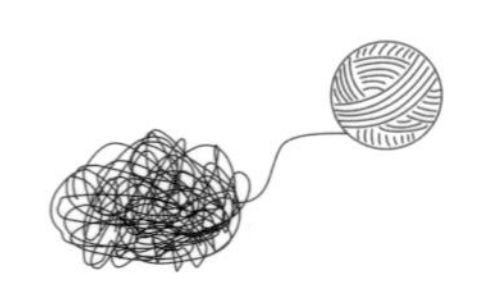

我們相信，無論是在你的日常生活中，還是當你主動進行第七章和第八章描述的暴露技巧時，你都會發現放鬆練習在減輕焦慮方面絕對派得上用場。

放鬆訓練：直接降低杏仁核的活化

當你感到焦慮時，別人試圖幫助你的方式或許是告訴你「不要擔心、一切都會沒事」或「你沒有道理這麼焦慮」，連你自己也可能會嘗試相同的策略。

然而，這種作法的問題是，當你試圖利用思考過程和邏輯來因應焦慮的感受時，你仰賴的方法其實是基於皮質。

。控制意識覺察範圍之外的大腦活動

皮質本身無法減輕壓力反應的主要原因有兩個：

❶ 皮質跟杏仁核之間沒有許多直接的連結。

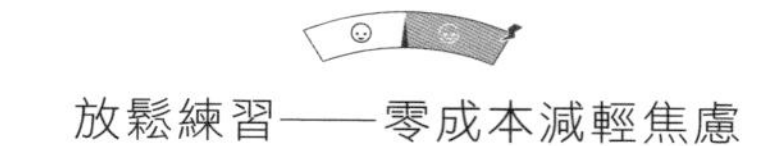

❷ 啟動壓力反應的是杏仁核。因此，針對杏仁核的介入，對於減緩焦慮當然比較直接且更有效。

藉由活化「交感神經系統」及刺激腎上腺素和皮質醇的釋放，中央核能立即提高心率和血壓、將血流導向末梢，並且減緩消化過程。先看看小珍的例子：

小珍必須進行一場演講，但她發現自己在顫抖，同時心臟怦怦狂跳、感到噁心反胃。

這些反應是自發的活化過程，無論說是焦慮、壓力反應，還是戰、逃或僵住不動反應，通通都是出自意識覺察範圍之外的大腦活動。然而，**缺乏意識覺察並非意味著我們完全不能控制這些過程。**

舉例來說，雖然我們多數時候無法用意識控制呼吸的速率，但如果我們選擇要這麼做，其實可以刻意修改它——目前已發展出各式各樣活化「副交感神經系統」的技巧，可以用來逆轉中央核透過活化「交感神經系統」所產生的許多效應。

「交感神經系統」的活化會產生戰、逃或僵住不動反應；「副交感神經系統」的作用通常是指「休息和消化」，它會減緩心跳速率，並且增加胃液和胰島素的分泌，同時提高腸道的活動。人在放鬆時更有可能活化「副交感神經系統」——這就是為什麼醫療專業人員往往會鼓勵焦慮的患者從事一些能「增強副交感神經系統活化並降低交感神經系統活化」的活動。放鬆訓練就是促進「副交感神經系統」

活化的主要建議方法之一，各種研究已經證明，**促進放鬆的技巧（例如呼吸練習和冥想）可以降低杏仁核的活化**——當你降低杏仁核的活化時，你也降低了「交感神經系統」的反應，只要多加練習，你就可以訓練「副交感神經系統」來介入其中。

。呼吸＆肌肉放鬆：放鬆訓練最強調的生理過程

放鬆訓練自一九三〇年代起正式受到認可，當時的內科暨精神科醫師艾德蒙・傑各布森（Edmund Jacobson）發展出一種名為「漸進式肌肉放鬆」的過程。新進的神經造影研究已識別出人們在練習各種放鬆技巧時腦中發生的實際變化，這些技巧包括冥想、唱誦、瑜伽和呼吸練習。此外，研究也發現，這些方法中有許多幾乎都能**立刻**降低杏仁核的活化，這對焦慮的人來說是很棒的消息。

我們將在本章介紹幾個這類的技巧，我們鼓勵你每一種都試一試，看看哪些最適合你或你比較喜歡哪些。長遠來看，無論你選擇練習什麼，你都將知道科學證據指出，當你使用它們時，你能**直接影響你的杏仁核**。

多數的放鬆取向都強調兩個生理過程：**呼吸**和**肌肉放鬆**。每個人對各種放鬆策略的反應方式都不同，但**幾乎每一個人都能受益**於放鬆訓練。放鬆是種非常彈性的方法，可以用於許多情況，更是具備了許多有益的效果，尤其是在短期之內——放鬆策略的有效性通常立刻就看得到；在減輕壓力和焦慮的更複雜方法（例如冥想和瑜伽）中，放鬆也扮演了一個重要的角色。

專注「呼吸」的放鬆策略

如果你現在花一點時間注意自己的呼吸，或許能向自己展示放鬆的基本效果。

。緩慢、深沉的呼吸

做個深呼吸，特別注意在你緩慢、深沉吸氣的同時擴張你的肺部；不要屏住呼吸，要讓自己自然地吐氣。有些人這樣做了幾分鐘之後，就能立刻感受到自己的焦慮減輕——由此可見，光是改變你的呼吸，採取緩慢的深呼吸節奏，就能舒緩和減輕壓力。

人們在壓力之下，容易屏住呼吸或呼吸短淺，而且沒有察覺自己正這麼做。這裡有幾個特定的呼吸技巧，能幫助你有意識地加深你的呼吸和降低你的心率，以此對抗作為「交感神經系統」活化的一部分生理過程。

▶練習・緩慢、深沉的呼吸＋＋

現在我們來練習緩慢、深沉的呼吸。請做幾次深呼吸，慢慢、深深地吸氣，然後充分地吐氣——不要強迫自己呼吸，而是溫和、輕柔地吸氣和吐氣。

無論是用嘴或鼻子呼吸都沒有關係，只要你感到舒服就好，請注意這種刻意放慢和加深的呼吸對你造成什麼影響，是否具有鎮靜的效果呢？當然，不是每個人都覺得緩慢、深沉的呼吸可以讓人平靜——有些人在更加注意呼吸時，焦慮可能反而攀升，特別是那些有氣喘或其他呼吸問題的人。在這樣的情況下，人們或許較能從注重緩解肌肉緊張、使用音樂或運動的放鬆策略中獲益——也就是說，此外的大多數人都很訝異，簡單的呼吸練習對減輕焦慮和提升平靜的「立即」效益竟如此之大。

許多學生發現這種方法在考試前和考試期間很有幫助；緊張的駕駛在上路時會利用它；幽閉恐懼症患者通常覺得它在自己處於密閉空間時很有用。此外，無論在什麼情況下，呼吸都**現成可用**。幾乎任何時間、任何地點你都可以練習緩慢、深沉的呼吸，而且它完全免費！

。刻意放慢呼吸對抗換氣過度

當人感到焦慮時，很有可能出現急促短淺的呼吸，他們或許因此沒有得到足夠的氧氣，因而產生很不舒服的感覺，也有可能引起換氣過度——由於二氧化碳排出得太快，導致血中的二氧化碳濃度太低，這可能造成暈眩、打嗝、不真實或混淆感，或是手、腳或臉部有刺痛感。

換氣過度破壞了體內氧氣與二氧化碳之間的平衡，而杏仁核會立刻偵測到這點，此時利用刻意的呼吸技巧來糾正這種不平衡，會對

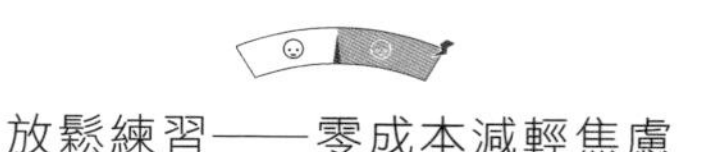

杏仁核送出一個放鬆的信號。舉例來說，托妮意識到自己的暈眩和刺痛感只是焦慮的一部分，自己正在經歷的正是換氣過度所導致的症狀，然後她發現，只要透過簡單的注意呼吸就能減輕這些症狀。

除了刻意放慢呼吸，換氣過度的人也可能被告知可以用紙袋呼吸，這是因為紙袋能留住呼出的二氧化碳，所以患者從袋子中吸氣可以吸入先前被排出的二氧化碳，藉此增加血液中的二氧化碳之濃度，進而較有效率地逆轉頭暈目眩和其他焦慮症狀（編註：醫界為防止患者在緊急之下未能正確使用此方法而發生意外，並考慮到有些「看似」過度換氣的情況可能是氣胸、心肌梗塞或肺栓塞等嚴重疾病導致的呼吸急促，近來多半以引導患者刻意緩慢呼吸為主要策略）。

。腹式呼吸

我們推薦一種名為「腹式呼吸」（diaphragmatic breathing）的特定呼吸方法，它在活化副交感神經系統方面特別有效，這類型的呼吸有助於開啟身體的放鬆反應。使用這種技巧時，大多是從腹部而非胸部呼吸，橫膈膜（肺臟底下的肌肉）的運動對於胃、肝臟、心臟都有按摩之效——這類型的呼吸被認為對許多內臟都有好處。

▸練習・腹式呼吸＋＋

練習腹式呼吸時，請找個地方舒適地坐著，將一隻手放在胸口、另一隻手放在腹部，接著做個深呼吸，看看身體的什麼部位會鼓起——有效的腹式呼吸，在你吸氣時會使腹部鼓起，吐氣時則會縮回，因此你的胸口不該動得太大，否則就是無效的。在你的肺吸飽空氣的同時，請試著專注地以擴張腹部的方式深呼吸——許多人傾向於在吸氣時將自己的肚子往內拉，這會使得橫膈膜難以有效向下擴張。

。藉由規律練習變換呼吸模式

你可以透過練習，將健康的呼吸技巧變成你的第二天性。請注意自己的呼吸型態和模式，並且有意識地努力修改它：一天至少練習三次，每次只要短短的五分鐘，就能提高你對自己呼吸習慣的覺察，並且幫助你自我訓練，以更健康、更有效的方式來呼吸。

此外，也請留意你何時會屏住呼吸、呼吸短淺或換氣過度，然後在當下刻意地努力採用更好的呼吸模式。呼吸是你能控制的基本身體反應，在這個過程中，你可以降低杏仁核的活化及其效應。透過練習，你會發現健康的呼吸成為珍貴的工具，可以減緩你或許認為是焦慮的一部分之症狀。

專注「肌肉」的放鬆策略

多數放鬆訓練計畫的第二個組成是肌肉放鬆，這也可以用來對抗基於杏仁核的「交感神經系統」活化。

。編寫在神經系統裡的肌肉緊張反應

「交感神經系統」其實會造成肌肉緊張升高，因為「交感神經系統」的神經纖維會活化肌肉，以準備做出反應。雖然我們在現今世界所面臨的問題很少是需要戰或逃的事情，但這種肌肉緊張已編寫在神經系統裡，人們常常因此而感到僵硬和痠痛。

幸運的是，就跟呼吸一樣，只要你刻意地注意，便可以修改你的肌肉緊張。此外，放鬆你的肌肉可以促進你想提高的「副交感神經系統」反應。

人們往往沒有意識到，肌肉之所以愈來愈緊張，那是因為基於杏仁核的焦慮。然而，如果你仔細觀察，或許會發現自己經常無緣無故咬緊牙關或繃緊腹部的肌肉。

除此之外，身體的某些部位似乎特別容易貯藏肌肉緊張，像是**下巴、前額、肩膀、背部和頸部**，而持續的肌肉緊張會消耗能量，可能使人在一天結束時感到緊繃和精疲力竭。因此，降低肌肉緊張的第一步，就是找出你焦慮時身體的哪些部位容易變緊。接下來的練習能幫助你做到這點。

▸練習・製作肌肉緊張清單 + +

趁現在，檢查你的下巴、舌頭和嘴唇，看看它們是放鬆的狀態、還是緊張的狀態。仔細想想，肌肉緊張是否正讓你的額頭變緊；判定你的肩膀是鬆弛、下垂、放鬆，還是向著耳朵緊緊聳起。有些人會收緊自己的腹部，就好像是預期自己隨時會被揍一拳，也有些人會握緊自己的拳頭或蜷起自己的腳趾。請為自己全身上下做個簡短的盤點清單，看看此時此刻你的緊張反映在哪個部位。

一旦你對身體的哪些部位易受肌肉緊張影響有了概念，就可以接著學習放鬆這些部位了。剛開始，或許你會覺得**體驗肌肉緊張和放鬆感之間的差異**很有用，下一個練習將幫助你探索這點。

▸練習・探索緊張和放鬆 ++

緊張的經驗通常是緊繃或拉緊的感受；相較之下，放鬆的描述通常是鬆弛、沉沉的感受。為了幫助你體驗緊張和放鬆的經驗，你可以將一隻手握成拳頭，緊緊握著數到十，然後放開手，讓它軟綿綿地垂到膝蓋上或其他表面上。

請比較握緊拳頭時體驗到的緊張感和隨後肌肉變得軟綿綿、鬆弛的放鬆感。你有沒有意識到當中的差別呢？此外，也請你比較握緊後放鬆的手和另一隻沒做什麼的手，注意是否有一隻手感覺比另一隻手更放鬆。

通常來說，**先收緊再釋放肌肉，有助於製造這些肌肉的放鬆感受**。

▸練習・漸進式肌肉放鬆——最受歡迎的肌肉放鬆技巧++

在練習漸進式肌肉放鬆時，你需要**一次專注在一個肌群上**——這個練習是短暫地收緊、然後放鬆一群肌肉，接著換到下一個肌群，然後再下一個，直到所有主肌群都放鬆。

你在首次學習漸進式肌肉放鬆時，或許要花三十分鐘才能完成收緊和放鬆所有肌群的整個過程，等你經過一段時間的練習後，就可以訓練自己在更短的時間內放鬆所有肌群。當你練習得足夠勤奮，到最後，每次大概不用花到五分鐘，你就能達到滿意的放鬆程度。

我們建議你**坐在堅固的椅子上**做這個練習。

❶ 請先將注意力集中在你的呼吸，花一點時間練習緩慢、深沉的腹式呼吸，如果你能**讓呼吸減慢到每分鐘五、六次**，那就更容易達到放鬆的狀態。你可能會發現，在呼吸時想想這一個詞會有所幫助，例如「放鬆」或「寧靜」；或者，你可能偏好利用心像來增進放鬆的效果：想像每次吐氣都把壓力呼出去，每次吸氣都吸入新鮮的空氣——可以考慮想像壓力帶有顏色（或許是黑色或紅色），你把它呼出去，然後用沒有壓力、無色彩的空氣填滿自己。

❷ 開始專注於**特定的肌群**。在整個過程中，不要忘記**注意呼吸**，使它保持緩慢和深沉。

a.從收緊雙手的肌肉開始，短暫地握拳幾秒鐘，然後放開拳頭，試著完全放鬆你的手，包括每一根手指。讓你的手垂在你的膝蓋上，感受將它們向下拉的地心引力——你可能需要扭動手指來放鬆它們。

b.將注意力集中在你的前臂，藉由再次握拳還有繃緊前臂肌肉來產生張力，短暫地製造前臂的肌肉緊張，維持幾秒鐘後，把手垂在膝蓋上，讓雙手和前臂的肌肉完全地放鬆。請專心釋放前臂的所有緊張，並且感受放鬆的下沉感（編註：指在放鬆的狀態下，自然下垂的手臂會因為地心引力往下拉而有沉重的感覺）。

c.動一動你的上臂，將你的手和前臂拉近你的上臂、繃緊你的二頭肌，然後完全地鬆開和放鬆，讓你的手臂垂放在身體兩側，感受你放鬆的手和手臂的重量如何將你的二頭肌伸展到放鬆的狀態——甩甩手臂或許有助於釋放任何遺留的緊張。

d.將注意力轉到你的腳，藉由蜷起腳趾來收緊它們。維持幾秒鐘，然後扭動或伸展腳趾來釋放緊張。接著，以相同的方式繼續向上完成腿的收緊和放鬆：腳跟貼地、彎起腳背讓腳趾向上，以此繃緊你的小腿，然後再舒適地伸展你的腳來放鬆。將腳掌貼地並用力往地面推，藉此繃緊你的大腿，然後釋放並專注在放鬆的感覺。接著，收緊和釋放你的臀部。

e.動動你前額的肌肉，皺皺眉頭來收緊它們。放鬆時，只要抬起你的眉毛，然後讓它們放鬆到舒服的位置。接下

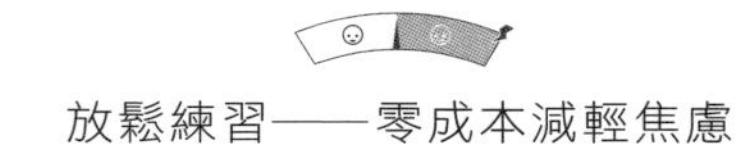

來，將注意力轉到你的下巴、舌頭和嘴唇，用力咬緊牙關、舌頭頂著你的牙齒、唇緊緊地抿著，然後微微張開嘴釋放它的緊張，同時放鬆你的嘴唇和舌頭——這是檢查的好時機，請確定你的呼吸是否依然緩慢且深沉。

f.請將頭往後仰以收緊你的頸部；放鬆時，輕輕地將頭先傾向一側，然後再傾向另一側，接著輕輕地將下巴往胸口收。

g.肩膀高高向耳朵聳起並收緊，然後完全放鬆，讓你手臂和手掌的重量將你的肩膀往下拉。最後來到你的軀幹，請繃緊腹部的肌肉，就像是做好肚子被揍一拳的準備那樣，然後再完全地放鬆，讓你腹部的肌肉鬆弛和變軟。

❸ 花點時間感受整個身體深度放鬆的感覺，然後舒適地輕柔伸展，回到其他的活動。

我們建議你每天練習漸進式肌肉放鬆，如果可以，**一天至少兩次**，直到你達成放鬆所需的時間只要十分鐘左右。通常，人們最終可以學會毋須先繃緊就能放鬆多數肌肉的技巧，或許只要收緊特別易受壓力相關的緊張影響之頑固肌群就行了——每個人覺得有問題的肌群可能不同，有人或許會發現自己一直在咬牙切齒，而另一人則是將壓力留在肩膀裡。學習有效地放鬆是一種個人化的過程，你必須考量自己的特殊需求，為自己量身訂做。

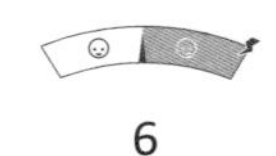

。設計你自己的肌肉放鬆策略

嘗試各種肌肉放鬆的方法，從中選出對你最有效的那一個。畢竟，最了解你的人是你自己。在你試驗不同的方法時，一定要記住，任何技巧一開始通常都需要多加練習。

如果你有受傷或慢性疼痛的問題，繃緊肌肉可能會適得其反。假使你有這種情況，你還是能遵循前述的漸進式肌肉放鬆程序，但不是先收緊各個肌群，而是只要將注意力依序轉向各個肌群，試著完全地放鬆和鬆弛那個肌群的所有肌肉。即使你使用漸進式肌肉放鬆建議的繃緊作法，一旦掌握了放鬆肌肉的過程，你應該能自在地使用免繃緊的方法，因為這樣做反而更快且比較有效。

若要降低杏仁核與「交感神經系統」的活化以產生「副交感神經系統」反應，最有效的方法是結合專注呼吸的方法與肌肉放鬆。

利用「心像」的放鬆策略

利用心像或想像，也是一種有益的放鬆策略。有些人具備想像自己身處其他地方的能力，可以運用想像來有效達到放鬆的狀態。如果你是這樣的人，或許你會發現，想像自己在海灘或寧靜的森林綠地，其達到的放鬆狀態比專注於肌肉放鬆更令人滿意。不過，無論使用哪種方式，最重要的目標都是做到深呼吸和放鬆肌肉——這是降低杏仁核活化的關鍵，而達到這種狀態的，無論是透過直接關注你的呼吸和肌肉，還是想像自己身處可以放鬆的環境，其實都無所謂。

▶練習・評估你利用心像的能力＋＋

仔細閱讀以下描述的放鬆情境，然後花點時間，閉上眼睛想像自己身處那個環境。

想像自己在一片溫暖的海灘上。感受陽光曬得你全身暖暖的，徐徐的微風自海面上吹來。聆聽海浪沖刷岸邊的聲音，還有遠處的鳥鳴。讓自己放輕鬆，好好享受這片海灘幾分鐘。

你想像自己身處描繪環境的能力有多好呢？如果你能輕易地在心中想像這個畫面，而且你覺得這樣很愉快且引人入勝，那麼我們非常建議你利用心像作為你的放鬆策略之一，因為它讓你達到放鬆狀態的效果，或許比其他方法都更好。相對的，如果你發現自己很難利用這個方法放鬆，而且容易思緒飄移，那麼其他策略可能對你比較有幫助。

▶練習・基於心像的放鬆＋＋

在利用心像來放鬆時，請在你的想像中讓自己置身於其他場所。當你的心前往另一個場景時，一開始請先放慢呼吸和放鬆身體，我們將根據以下的海灘影像提供一個導引劇本，讓你大概了解整個過程是如何進行，實際上你可以自由選擇你喜歡的任何地點——關鍵在於閉上眼睛，讓自己細細體驗這個特殊的地方。在想像自己處於這個特別放鬆的情境時，請試著**用上自己所有的感官**（視、聽、嗅、觸，甚至是味）；你也可以請某個人幫你唸這個劇本，好讓你能閉著眼睛專心進行。

你漫步在一條通往海灘的沙地小徑。你沿著小徑前進，四周環繞著樹林，讓你處於陰涼當中。走著、走著，你感覺到沙子跑進了你的鞋子裡，你聽見樹上的葉子在風中輕輕晃動，而前方還傳來另一個聲音：輕柔的波浪正沖刷著海岸。

你繼續往前行，離開了樹蔭，踏上陽光明媚的沙灘。你靜靜地站著，欣賞著周遭的環境，陽光溫暖了你的頭和肩膀。天空是一片美麗的藍，縷縷白雲似乎動也不動地掛在上面。你脫下鞋子，感受雙腳陷進了溫暖的沙子中。你拾起鞋子，向海水走去。海浪有節奏地拍打著海岸邊，那聲音有著催眠的效果。你深深地呼吸，與海浪和諧一致。

海水是深藍色的，在遠處的地平線，你能看見更深的藍色線條，海水在那裡跟淺藍色的天空交會。你看見遠方有兩艘帆船，一艘有著白色的帆，另一艘的帆是紅色的，它們看起來像是在比賽。漂流木的潮濕

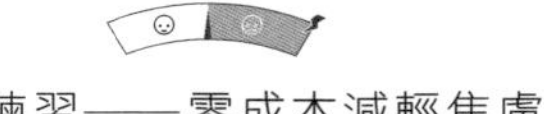

氣味衝著鼻子而來，你接著發現附近有一些漂流木。你把鞋子放在風化的平滑圓木上，赤著腳走向海浪。

海鷗俯衝掠過你的頭頂，牠們在隨波浪吹來的微風中滑翔並興奮的鳴叫。你感覺到微風輕拂著你的皮膚，還聞到它的清新氣味。當你走向海浪時，你看見陽光反射在水面上。你踏上了潮濕的沙灘，你沿著岸邊走，一路上留下了自己的腳印。海浪打上了你的腳，海水起初冷得讓你嚇一大跳。

你停了下來，動也不動地站著，感受海浪沖刷著你的腳踝。聆聽海浪一波一波的聲音和海鷗一聲一聲的鳴叫，你感覺海風把你的頭髮高高吹起，你緩緩、深深地吸進涼爽乾淨的空氣……

我們建議你逐步結束每個想像段落，從十慢慢倒數到一。隨著倒數，你愈來愈能覺察自己周遭的事物，亦即你四周的實際環境。當你數到一的時候，請張開眼睛、回到當下，感受神清氣爽和輕鬆自在。

透過心像，你每天都能做個小旅行，這趟旅行只侷限在你的想像中，而且只要幾分鐘就能降低「交感神經系統」的活化，請選擇你能探索且帶來舒適平和感受的地點。當你練習時，請記得，只要你成功地放鬆肌肉，並且減緩和加深你的呼吸，想像就是你降低杏仁核活化的最有效方法。

利用「冥想」的放鬆策略

各種冥想練習（包括目前最流行的正念）都被證明可以降低杏仁核的活化。

。冥想其實是針對皮質的放鬆策略

所有形式的冥想都需要集中注意力，或許是關注呼吸、特定的物體或意念。關於冥想練習的廣泛研究已經證實，它們會影響皮質和杏仁核中各式各樣的過程。

不過，這是一種針對皮質的放鬆策略，所以我們會在第十一章〈如何鎮定你的皮質？〉更詳細地解釋冥想，尤其是正念 P237 。話雖如此，冥想也是鎮定杏仁核活化的有效方法，特別是當你把注意力的焦點放在**呼吸**上時。

如果你體驗過冥想或對它很感興趣，我們鼓勵你進行練習。已有研究證明，**定期練習冥想可以減少各種壓力相關的障礙，包括高血壓、焦慮、恐慌和失眠**。然而，對於正在與焦慮搏鬥的人來說，最重要的是——**冥想已被證實對杏仁核有直接且立即的鎮靜效果**。它對杏仁核既有短期效果，也能產生長期效應，可以降低各種情況下杏仁核活化的機率，並且提高「副交感神經系統」活化的機會。

很顯然的，這是一種有效的放鬆策略，我們跟許多人談過這種放鬆方式，他們發現在**早晨**例行事務中加入定期冥想，不但可以減輕整體焦慮，還能幫助他們更好地應對一天的需求。

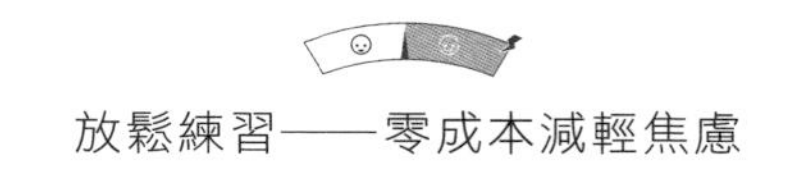

◦專注呼吸的冥想

許多冥想方法都包括專注呼吸，冥想者會將注意力集中在呼吸的體驗或以某種方式調整呼吸。已有研究證明，這些專注呼吸的練習對降低杏仁核的反應很有效。在一項研究中，人們訓練社交焦慮症患者進行專注呼吸的冥想或使用分心技巧，接著讓受試者觀看跟自己的焦慮有關的負面自我信念，像是「人們總是批判我」，結果顯示：進行專注呼吸的冥想的人，其杏仁核對這些陳述的活化反應比較少。

在另一項研究中，沒有焦慮症的成人接受專注呼吸或專注慈悲的冥想訓練，結果顯示：所有人都經歷了差不多且持續的杏仁核活化降低，而接受專注呼吸的冥想訓練的人則體驗到更大的益處。

若要有效地利用冥想，你需要透過一些練習。在多數研究中，評估冥想練習是否改變了杏仁核的作用之前，受試者至少要接受十六小時的訓練。因此，為了達到最大效益，你可能希望尋求治療師或其他導師的特定訓練。正念取向的冥想在此時特別受歡迎，關於正念技巧的書籍在坊間也相當多，你也很有可能在你住家附近找到治療師或其他正念冥想的老師。

▸練習・專注呼吸的冥想 ++

這個練習非常直截了當。如果喜歡，你可以閉上眼睛，然後簡單地將注意力集中在你的呼吸——請用鼻子呼吸，並在你這麼做的時候，留意空氣進出鼻孔時有什麼感受。不要用力地呼吸，只要進行深長緩慢的呼吸就好，請觀察鼻子、胸腔吸入和吐出的感覺，並享受呼吸。

注意空氣進入和離開鼻孔之間的差異；留心空氣如何造成你的肺部擴張。注意呼吸的不同階段：吸氣時空氣充滿你的肺臟，以及吐氣時肺臟清空。接著，只要關注吸氣的過程，注意吸氣的開始，感受不同於吸氣的中間過程或吸氣的結尾。請注意吐氣的相同面向：開始、中間過程和結尾。

進行冥想期間，你的心思很有可能隨處飄移，這是常見且自然的現象。發生這種情況時，只要把注意力帶回你的呼吸就行了——若飄移了五十次，那就再回到呼吸五十次。請持續專注呼吸約五分鐘，然後輕輕、緩緩地脫離冥想狀態。

讓放鬆成為每日的例行事務

無論你選什麼方法，在日常的安排中穿插放鬆的機會，絕對是因應恐懼和焦慮的要點。可以考慮在早上或傍晚、工作休息期間，甚至是搭公車、捷運或散步時練習。

試著安排每天至少進行三到四次某種類型的放鬆——即使是五分鐘的放鬆，都能降低心率和肌肉緊張。如果你有恐慌發作的傾向，放鬆策略能幫助你預防恐慌或帶來舒緩。此外，經常性的練習有助於降低整體的壓力程度。

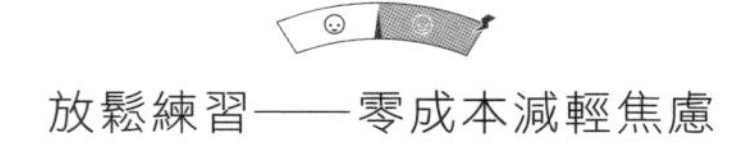

跟多數在與焦慮搏鬥的人一樣，或許你已經發現，**緊張很容易在一天當中逐漸累積**，這要歸功於你的中央核與「交感神經系統」讓你的身體保持這樣緊張、警覺的狀態。當你的中央核在白天活化你的「交感神經系統」時，你可以利用放鬆來活化「副交感神經系統」，藉此不斷關掉你的「交感神經系統」——就像維持室內涼爽的冷氣那樣，你需要一直冷卻你的杏仁核。本章提到的技巧的優點是：除了得花你一點時間，基本上幾乎不用什麼成本（不同於冷氣機，也不像藥物或心理治療）。如果你慣常地練習放鬆技巧，它們最終會成為你的第二天性，幫助你降低一般的焦慮程度。

我們概述了幾種不同的放鬆方法，這些都可能有助於降低杏仁核的活化。**沒有單一的正確方式能達到減輕基於杏仁核的焦慮所需之放鬆程度**，你需要找出哪些技巧對你最有用。當然，放鬆的能力在你需要時得用得上才有幫助，因此，請務必選擇你**能融入日常生活**的那些策略。如果你只能在躺下時完成肌肉放鬆、只能在周遭全然安靜時利用心像，那你就無法在所有的情況下使用這些技巧——這可能意味著你偶爾需要使用不同的技巧，不過，這也可能單純指出你需要更多的練習。

—總结—

有時候，你可能會嘗試勸說自己冷靜下來，利用基於皮質的策略試圖讓自己放鬆。我們希望本章能幫助你了解

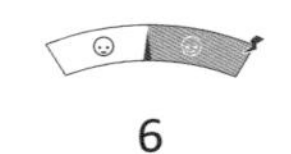

另一種方法的有用性——你可以直接改善杏仁核的中央核所啟動的生理反應，透過活化「副交感神經系統」來對抗它們，而不是專注在自己的思維（皮質取向）。

你的終極目標是提高「副交感神經系統」的活化，幫助你從壓力反應中恢復，並且提升安適感。緩慢呼吸和肌肉放鬆會直接向杏仁核發送一個訊息：「身體正在平靜下來。」事實上，這比你能做的任何思考還更有可能鎮定杏仁核。

Chapter

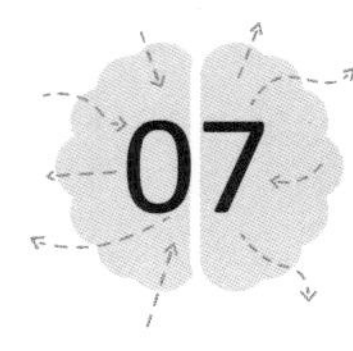

07 找出讓你焦慮的觸發因素

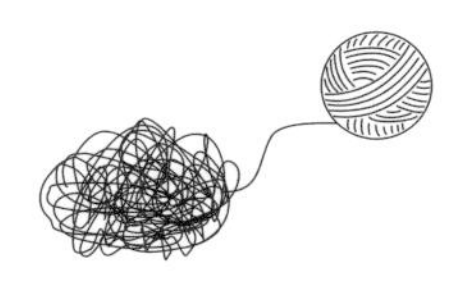

在本章，我們會將注意力從杏仁核的中央核（啟動壓力反應）轉向杏仁核的外側核（接收來自感官的訊息並形成情緒記憶）。外側核是杏仁核的決策判斷部分，由它判定中央核是否應該對特定的景象或聲音做出反應。它會先掃描接收到的感覺訊息，然後根據情緒記憶判定威脅是否存在——外側核也會製造與焦慮相關的記憶，想要改變這些記憶，就需要重新串連杏仁核。為了與外側核溝通，並且影響它所製造的記憶，你必須對杏仁核的語言有清楚的理解。

聯想與配對：學習利用杏仁核的語言

你已經知道了杏仁核的語言是基於聯想 P069。具體來說，外側核認得出發生時間相近的事件之間的聯想，也就是我們學會害怕跟負面事件相關聯的觸發因素——無論這個觸發因素實際上有沒有造成負面經驗。當觸發因素跟負面事件配成對時，杏仁核便會自然而然地產生焦慮。讓我們看看琳恩的例子：

琳恩曾經遭受性侵害，後來，只要一聞到當時性侵犯

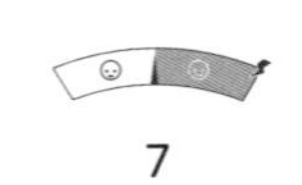

身上的古龍水味道，她就會出現強烈的恐慌反應——即使古龍水本身跟攻擊完全沒有關係。

在杏仁核的語言當中，觸發因素跟負面事件的配對十分強而有力。皮質的思考過程（像是邏輯和推理）在處理杏仁核的恐懼和焦慮時往往派不上用場：嘗試勸說自己別焦慮，通常不會有什麼效果，因為你說的並不是杏仁核的語言。你需要懂得專注在配對上，而本章將幫助你學習如何做到這點。

基於杏仁核的情緒記憶可能很難處理，因為這些記憶或許是杏仁核在你完全沒有察覺的情況下形成和回想起，因此，它們的許多影響都發生在你的意識覺察之外——各式各樣的感覺經驗，甚至在情境中你可能幾乎沒注意到的看似無關的線索（像是聲音或氣味），都可能產生焦慮。所以，學習辨認觸發因素通常需要花點時間努力，因為你可能無法有意識地察覺它們。

。了解觸發因素

觸發因素是誘發焦慮的刺激，例如感覺、物體或事件，它原本是中性的，並不會讓多數人感到恐懼或焦慮。一開始，它跟任何情緒記憶（無論正負）都沒有關聯，因此不會造成任何反應。

我們討論過越戰退伍軍人唐恩，引爆他創傷後壓力症候群的，正是特定肥皂的氣味 P074。對唐恩來說，這種肥皂跟負面事件相關聯，因此他對它產生了負面反應；然而，對唐恩的太太來說，那個牌

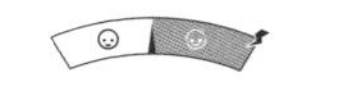

子的肥皂是中性的——因為她的杏仁核沒有製造任何關於它的情緒記憶，所以肥皂不會觸發她的任何反應。

多數的感覺、物體和事件，通常跟多數人的正負情緒沒有直接關聯——人群只是人群、電梯只是電梯等。然而，當情緒記憶形成時，無論是焦慮、快樂，甚至是愛，這些事物都能變成觸發因素。

跟負面事件配成對的刺激被稱為觸發因素（或觸發物），因為它會藉由聯想而造成或觸發害怕的反應。這種改變出自於：當觸發因素跟負面事件配成對時，外側核所製造的記憶。在琳恩的例子中，特定古龍水的味道原本不會讓她有任何恐懼或焦慮，這只是一種中性的氣味，但在琳恩遭受性侵時，她的杏仁核對凶手身上的古龍水製造了情緒記憶。這個過程如下方的圖6所示：

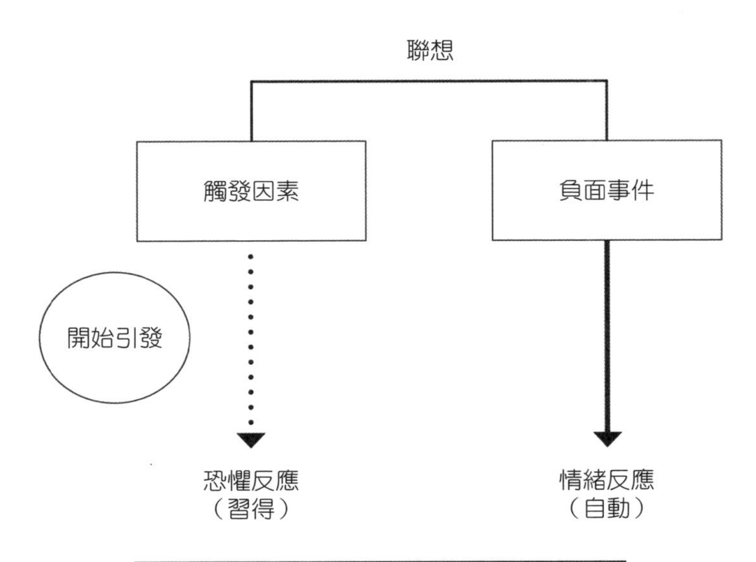

圖6　觸發因素如何開始產生焦慮反應

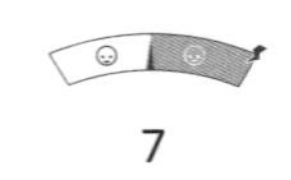

先前中性的觸發因素跟激起情緒的負面事件（編註：指造成不適、苦惱或痛苦的事件）配成了對。誠如圖6 P149 所示，負面事件會導致情緒反應，而琳恩遭受性侵害的經驗顯然是負面事件。

在圖6中，連接兩個方框的實線表示觸發因素和負面事件之間的配對或聯想。這個圖示提醒了我們，負面事件在觸發因素的不久後出現，由於負面事件緊連著觸發因素，所以兩者配成了對。

琳恩在性侵害發生的不久前聞到古龍水的味道，因此，性侵害和古龍水形成了配對，而杏仁核相當看重這種配對——觸發因素和負面事件之間的配對，改變了觸發因素造成的反應。

觸發因素現在會導致「習得的恐懼反應」，而不再像之前那樣不會引發任何情緒反應。由於古龍水跟性侵害配成對，所以古龍水會造成琳恩的杏仁核產生恐懼反應。在此之前，古龍水是中性的，現在它已成了會造成恐懼的觸發因素——這種恐懼反應是在杏仁核的外側核中習得，然後貯存為情緒記憶。

。利用圖示辨認觸發因素

圖6的圖表可以用來辨認觸發因素，以下接著用另一個例子來進一步說明。

通常來說，汽車喇叭的聲音並不會造成我們強烈的恐懼反應。一個人如果學會對喇叭聲做出這樣的反應，那麼一定是喇叭聲跟某個非常負面的事件配對了，比方說，車禍。

現在，讓我們來做個小練習，看看你能否用圖6來解釋在這樣的情況下所發生的配對（你也可以上網站http://www.newharbinger.com/31137，找到內含正確圖表的可下載檔案，另外還有簡報，內容包含圖示杏仁核語言的有用指導。關於如何存取的更多資訊請參見本書最後 P248 ）。

在這個例子中，汽車喇叭聲和交通事故的配對，導致杏仁核的外側核形成關於汽車喇叭聲的記憶。在此之後，每當杏仁核聽到汽車喇叭聲，就會產生恐懼反應。重要的是，要記住，汽車喇叭聲不會造成交通事故，它只是跟交通事故相關聯而已——**杏仁核的語言是基於聯想或配對，而不是因果關係。**

觸發因素的形式有許多種，可能是景象、氣味、聲音或情境。例如，對發生過車禍的人來說，特定十字路口的景象、橡皮燒焦的氣味、煞車的聲音，甚至連煞車的感覺，都可能讓這個人感到害怕。事實上，經過單一的創傷經驗之後，許多不同的觸發因素（十字路口、燒焦橡皮的氣味、煞車或汽車喇叭聲，以及煞車的感覺）各自都可能造成恐懼——每個觸發因素都會變成恐懼或焦慮的線索。

圖6的圖表是為了幫助你記住杏仁核的學習過程。藉由注意圖表中連結各刺激與其反應的符號，你能記得觸發因素與負面事件之間的差異。

從負面事件到情緒反應的實線箭頭，指出負面事件（例如車禍）和反應之間存在著**自動的連結**；相較之下，觸發因素（例如汽車喇叭聲）和恐懼反應之間所形成的連結，則是因為觸發因素和負面事件的配對，而由杏仁核的外側核製造或習得。虛線表示恐懼反應是一種習得的反應，而**學到的東西可以被改變**。

。利用圖示了解杏仁核的語言

學習辨認觸發因素及與它們相關聯的負面事件，對於了解杏仁核的語言與杏仁核在產生焦慮的過程中所扮演之角色相當有幫助。在此提供一些有用的指引：**觸發因素和負面事件都屬於刺激**，意思是它們都是你看到、聽到、感覺到、聞到或經驗到的物體、事件或情境，但觸發因素不同於負面事件，因為是你**學會**對觸發因素感到恐懼或焦慮，而負面事件則是你不必學就會對它有所反應的東西。縱然你或許知道這些情緒沒有邏輯，而且你可能會希望停止對觸發因素產生這樣的反應，但觸發因素還是會激起你的情緒。

習得的恐懼反應可能隨著各種物體、聲音或情境發生——只要它們在時間上跟強烈的負面事件有關聯：坐雲霄飛車時感到暈車噁心，可能造成一個人害怕遊樂園設施，但不同的人可能在相同的雲霄飛車上感到興奮，結果變成愛上乘坐雲霄飛車。

杏仁核的外側核會認出和記住這些聯想，而且就是這些聯想判定我們後續的反應——這些情緒記憶可能**非常強烈且持久**。

▶練習・圖示杏仁核的聯想 ++

花點時間學習如何圖示觸發因素、負面事件，以及習得與自動的反應，因為這就是杏仁核的語言——認識這種語言可以讓你有能力跟杏仁核溝通。在多數情況下，「觸發因素」和「負面事件」是你在圖表中需要釐清的唯一部分。你可以上網站http://www.newharbinger.com/31137下載空白圖表，並且找到可以用來練習圖示聯想的一些例子（關於如何存取這些內容的資訊請參見本書最後 P248 ），這有助於你學習如何辨認觸發因素，將它們與負面事件區分開來。

辨認出你的杏仁核所知道的那些事

因應焦慮反應的最有力工具，就是你對自己獨特的焦慮反應有深入的了解。若想有效地重新訓練你的大腦來抵抗焦慮反應，絕對少不了關於自身觸發因素的具體知識。因此，仔細探究跟你的焦慮反應相連的情境和事件可說是至關重要，這有助於你辨認出你需要透過「暴露治療」（exposure therapy）解決的觸發因素——暴露治療是一種強而有力的技巧，我們將在下一章詳細說明。

人們總是無法察覺引發自身恐懼的確切觸發因素。誠如你現在所知，**觸發因素不一定合乎邏輯，但杏仁核卻對它們非常有反應**。為了有效降低你的焦慮反應，你需要辨認出誘發焦慮的觸發因素，然後利用第八章的方法來改變杏仁核對它們的反應。

▶練習・辨認你的觸發因素 + +

花點時間仔細想想你在哪種情境下會經歷焦慮。如果你徹底想過，或許你會想出大量的情境。別覺得灰心，請仔細想想整個情況。即使檢視這麼多情境的過程讓你感到難以承受，但你大概會發現，在各式各樣的大量情境背後，其實藏著為數不多的**「共同觸發因素」**。舉例來說，你可能找出了大量的工作情境會觸發你的焦慮，但更仔細探究後，你會發現它們之中有個共同的因素，而相同的觸發因素可能在不同的情境中發生——或許是你的老闆在場、人們提高音量的聲音，或是你需要在群眾前說話等。若想最佳地辨認出自己的觸發因素，包括那些許多情境的共同因素，你可以試著盡可能多想想你在其中感到煩人焦慮的各種情境。

當你找出自己在哪些情境會感到焦慮時，不要忘記仔細想想**可能讓你做出反應的內在感覺**。舉例來說，如果心臟狂跳、頭暈目眩或非跑廁所不可等導致你感到恐慌，請將這些列在你的表中，因為內在感覺也可能是焦慮的觸發因素。

你在網站http://www.newharbinger.com/31137能找到可供下載的「誘發焦慮情境表」（Anxiety-Provoking Situations Worksheet），你可以用這個表單記錄這些情境（關於如何存取的資訊請參見本書最後 P248）。或者，你也可以拿一張白紙來製作類似的表格。

請在紙上畫出四個欄位，從左到右依序寫下「造成焦慮的情境」、「焦慮的程度」、「頻率」及「情境中的觸發因素」。關於焦慮的程度，請用1到100的量表來評估強度，1代表程度最低，100則是無法忍受。表單參考如下：

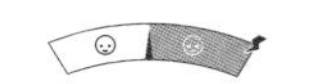

誘發焦慮情境表

造成焦慮的情境	焦慮的程度	頻率	情境中的觸發因素

曼駑爾的例子能讓你了解如何使用這個表單。他在「造成焦慮的情境」中列出的是：老闆對他的年度評估、在員工會議上做簡報，以及跟太太發生爭執。

關於第一項——年度評估，他在第二欄「焦慮的程度」中評定為70，在第三欄則記述一年發生一次。在最右邊的欄位，他找到了幾個觸發因素：必須完成的評估表格、老闆提醒安排會議的電子郵件、待在老闆的辦公室、跟老闆談論自己的績效、他常在老闆臉上看見的皺眉，以及老闆煩躁時所用的音調。

在下一列，第一欄列出的是員工會議簡報，他對這些事評估的強度是95，意指它們幾乎無法忍受，他也註記大約一個月必須報告一次。至於觸發因素，他找到了幾個：會議室和説話時的口乾舌燥，以及盯著他看的同事們、他們對他想法的批評和他們臉上的表情。

然後，當曼弩爾開始在第三列寫下「跟太太發生爭執」時，他意識到這些情境中的觸發因素有一個模式——他發現，必須在面對別人的批評時展現自己和提出想法是他多數焦慮的來源，而負面的臉部表情是重複的觸發因素。

利用表單辨認出引發焦慮的特定觸發因素，對你來說相當重要。仔細想想你聽到的聲音、你看見的東西、你感受到的感覺，還有你聞到或嚐到了什麼。此外，也請考慮你思考或想像了什麼。請記住，杏仁核處理感覺的方式並不總是精細到能讓你體驗得到，所以，只需對觸發因素進行一般性描述就足夠了。做完這張表單之後，請注意是否有特定的觸發因素重複出現，或者你是否發現在誘發焦慮的不同情境中有一個模式，這有助於你辨認出個人焦慮的觸發因素。

有時，特定的觸發因素誘發焦慮的理由很明顯，例如電梯的景象顯然會讓幽閉恐懼症患者產生焦慮，但有些時候觸發因素和焦慮之間連結的理由並不那麼清楚，就像越戰退伍軍人唐恩 P074，最後才弄清楚某個品牌的肥皂氣味是觸發因素，他的杏仁核清楚地認出了肥皂氣味和戰爭危險之間的聯想。雖然不一定是合乎邏輯的聯想，但你還是能了解它是如何形成的，即便在某些情況下，特定觸發因素引發焦慮的理由可能依然不甚清楚。幸運的是，你不一定需要確切知道觸發因素如何造成恐懼反應——無論理由為何，你都能重新訓練杏仁核，就算你不知道製造情緒記憶的是什麼。

當你填寫表單、試圖辨認造成焦慮的特定觸發因素時，

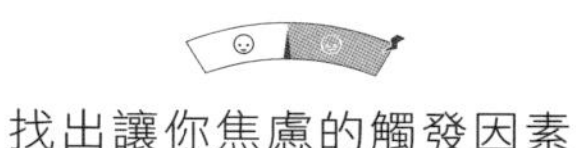

你可能光是想到觸發因素就明顯感到焦慮，誠如先前已經提過的，杏仁核會以相當普遍的方式對觸發因素做出反應。一旦某隻狗的吠叫聲引發了恐懼，其他狗的吠叫聲也很有可能由於「類化」（generalization）而引發恐懼，這意味著即使是類似於狗吠的聲音，都有可能導致恐懼的感受。或許最令人驚訝的是，光是想像狗吠聲就足以活化杏仁核——這是因為當你想像聲音時，你就是在活化聲音的記憶，而那個記憶可能引爆杏仁核的反應。

如果你在重看你列出的情境時感到焦慮，請不要太過擔心——你反而要利用你的情緒反應作為指標，這些情緒反應可以幫助你辨認哪些觸發因素會產生焦慮，讓你得知引爆你杏仁核的究竟是什麼。如果你感到有些痛苦，請不要因此覺得沮喪——事實上，回想引發恐懼的觸發因素，是活化新的神經連結並開始重新串連大腦的第一步。因此，如果你開始感到焦慮，那就告訴自己，這只不過是在為你需要修改的迴路進行暖身，請做個深呼吸，然後堅持下去！

當然，說的比做的還要簡單。很顯然的，做這件事本身就會誘發焦慮——或許你會覺得，回想觸發因素的過程令人無法承受。若是如此，你可能希望由治療師帶領你進行這樣的探索，他們能在整個過程中支持和引導你。認知行為治療師在這方面（包括暴露治療）最有經驗，我們將在第八章進一步說明。

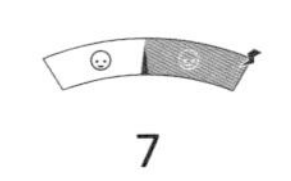

7

哪些情境和觸發因素需優先處理？

在下一章，我們將引導你完成重新訓練杏仁核對特定觸發因素做何反應的過程。在此，我們希望強調一個重點：**擺脫所有的恐懼既不可能、也沒必要**。事實上，消除一切恐懼並不是什麼好點子。恐懼在許多情況下都很恰當，像是在你穿越車子多的馬路時或在雷暴（編註：由積雨層產生的雷電現象，經常伴隨著冰雹、降水、下暴氣流或龍捲風等天氣現象）開始時打高爾夫球。

此外，誠如先前所提，許多恐懼其實不會帶來太大的問題，例如：害怕飛行或許對於那些可以輕易避開坐飛機且不會有什麼後果的人影響不大。此處的目標在於——開始修改那些**會干擾你過自己想過的生活**之焦慮反應。

至於哪些情境和觸發因素需要優先處理，你可以考慮以下這三點：它們**干擾你人生目標的程度**、**造成的痛苦大小**，以及**發生的頻率**。當然，這不是非此即彼的情況，你可以根據這三點的任何一點或全部來找出你想要聚焦的重點，不過，仔細考慮它們確實有助於你安排該優先處理什麼。

。干擾你人生目標的觸發因素

在簡介的最後，我們曾請你仔細想想，如果焦慮不再是限制因素，你的人生會是什麼樣子 P033 。現在，請再檢視一次關於自身目標和希望的想法，這是決定要關注哪些觸發因素的重要步驟。

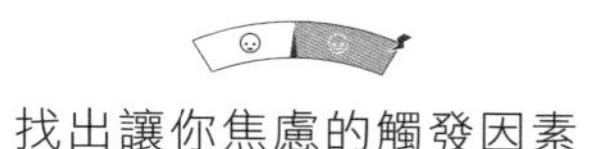

我們強烈建議你，**一開始優先處理那些最頻繁或最嚴重限制你完成日常目標的情況**：哪些觸發因素及伴隨而來的情緒反應，最嚴重或最頻繁地干擾並阻擋你過上自己想過的生活？讓我們來看看潔思敏的例子：

> 一直以來，潔思敏都會想盡辦法避開任何需要公開說話的情況，後來她進了護理學校，需要修一門公開說話的課程。她很快地發現，自己對於公開說話的焦慮會阻擋她完成目標，這激勵她尋求協助來降低自己對公開說話的恐懼，而她很快就成功地改變了多年來的恐懼。

在這裡，我們鼓勵你專心降低那些在情境中會妨礙你達成目標的焦慮——我們的目的是**讓你的目標（而不是你的焦慮）成為你生活的驅動力**。

。造成極度痛苦的觸發因素

決定優先處理哪些情況和觸發因素的第二個考量，就是你在不同情境中感覺到的焦慮程度——這就是為什麼我們要求你在「誘發焦慮情境表」P155 中評估強度。如果某些情境產生非常高度的焦慮，你可能希望特別關注它們，因為它們會製造強烈且可能削弱身心的壓力，而改變你在這些情境中的感受，或許能為你帶來最大的舒緩。我們先來看看偉奇的情況：

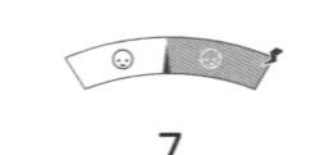

在阿富汗執行兩次任務之後，偉奇對各種聲音出現了強烈的恐懼反應，包括直升機、警報、槍響和爆炸，其中以爆炸聲所造成的恐懼最為強烈，他對此的評估甚至超過了100。他說煙火也很嚇人，所以國慶日和跨年夜都是他的惡夢，在這些日子裡，他會反覆地恐慌發作。因此，偉奇選擇首先專注於克服對爆炸的強烈恐懼，這樣他才能好好地跟家人享受節日。

◦頻繁出現的觸發因素

至於第三個考量，則是你發現自己有多頻繁地處於特定的誘發焦慮之情境。完成「誘發焦慮情境表」P155，能幫助你辨認最常造成焦慮的情境。降低你在這些情境中感覺到的焦慮，可以大大提升你的生活品質，因為這些情境對你的日常生活有更大的影響，例如：工作範圍在住宅區且怕狗的郵差，或許很想選擇優先處理這種恐懼，因為這個觸發因素在每一個工作日都會多次出現。

— 總結 —

誠如你所見，「誘發焦慮情境表」對於辨認你想改變的情境相當有用。找出你在這些情境中的觸發因素，有助於你了解自己需要教導杏仁核什麼。

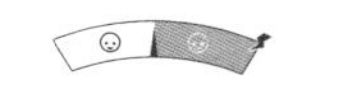

你並不需要改變你對所有觸發因素的反應，而是根據情境中的焦慮會阻擋你的個人目標和夢想、導致最大的痛苦或最頻繁遇到這三點來考量，以選擇你要針對的觸發因素。一般而言，最好的方法就是從「降低你在其中的焦慮便能顯著改善生活」的情境開始。在下一章，我們將會呈現如何透過重新串連你的杏仁核來達到這點。

Chapter

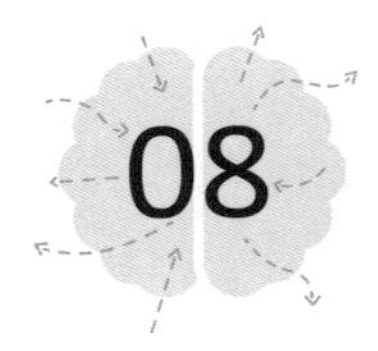

暴露療法讓杏仁核發展新連結

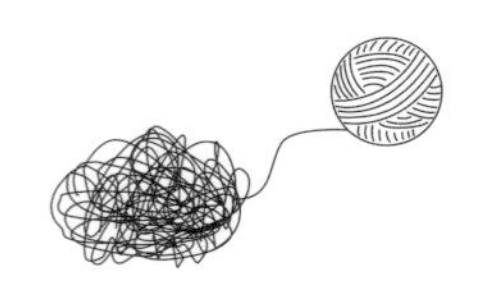

我們在前面已經討論過，杏仁核如何透過學習來對某些觸發因素做出恐懼或焦慮的反應。一旦形成這樣的反應，就很難改變模式，也難以讓杏仁核停止對觸發因素有所反應。所幸的是，雖然你無法輕易消除杏仁核形成的情緒記憶，但你可以在杏仁核中發展新連結，讓它與那些導致恐懼和焦慮的連結**進行競爭**。

為了讓杏仁核製造這些新連結，你需要讓它接觸到與「觸發因素和負面事件之間的聯想」相互矛盾之情境——也就是說，若能讓杏仁核接收到跟先前經驗不一致的新訊息，它會依據這個新訊息製造新的連結，並且從新的經驗中學習。

讓你的杏仁核接觸新訊息，能使你以更能控制焦慮的方式重新串連杏仁核，這和在高速公路車流量大的區域加蓋一條分流道路很類似。當你創建新的神經途徑且一再地練習經過這條路時，你就建立起一條**能避免麻煩的替代路徑**——恐懼和焦慮的回應不再是你唯一的選項，你可以建立更平靜的其他反應，作為解決焦慮的辦法。

研究已經證明，杏仁核的新學習發生在外側核中，因此，如果你想訓練你的杏仁核做出不同的反應，**你必須將新訊息傳達到外側核**。在大腦中，從皮質到杏仁核的連結相對較少，現存的連結也沒有

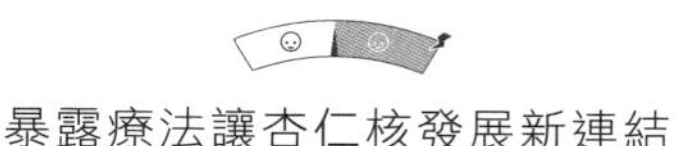

直接跟外側核或中央核溝通；出自皮質的連結，似乎將皮質接收到的訊息送往「中間神經元」（intercalated neuron），這是位於外側核與中央核之間的神經細胞集合。雖然這些神經元讓皮質能對進行中的反應產生一些影響，但皮質似乎沒有直接連結到外側核。

如果你希望降低杏仁核對大腦、情緒和行為的影響，你需要專門重新訓練杏仁核。透過練習本章描述的暴露技巧，你可以將新的訊息傳達到外側核，重新串連跟特定觸發因素相關聯的途徑。

如果你認真想想，就會發現周遭有不少例子或許都曾克服被認為是天生的恐懼，例如：在大城市中，你能看見有人利用懸吊繩索清洗高樓的窗戶，他們在進行日常的工作時，看起來相當平靜；從事划水、騎馬或跳國標舞的人，或許都必須克服恐懼才能從事這些活動；學習游泳或開車，往往也需要人們克服焦慮。

重複暴露在看似具威脅的情境中、但沒有發生任何負面影響，可以教導杏仁核這個情境不需要恐懼的反應——如果你讓杏仁核得到的經驗是它能在相關的情境中感到安全，那麼你就可以克服恐懼，這就是暴露療法的力量。

暴露療法的力量

在針對焦慮方面相關疾患（尤其是恐慌發作、恐懼症和強迫症等）的各種療法當中，沒有一種療法能像「暴露治療」那樣獲得如此顯著的成功。

進行這種治療時，人們會接觸到他們害怕的情境或物體，有時是循序漸進，有時則是迅速且突然。在每次暴露期間，焦慮通常會升高，而且往往會高到令人不舒服的程度，然後就開始消退（編註：焦慮不一定會讓人不舒服，有時焦慮甚至能使人更警覺、更專心，但暴露治療期間所感覺到的焦慮經常高到讓人不舒服，而且一個人之所以會想接受治療，就是因為這種觸發因素會讓他一遇到就焦慮得難以承受）。關鍵在於**讓焦慮反應順其自然地發展，達到高峰然後降低，期間都不要逃離這個情境**。這樣一來，杏仁核就會開始把以前害怕的情境跟安全進行配對。

。系統減敏法或洪水法

暴露治療的力量，在於帶給杏仁核新的經驗，藉此促使它製造新的連結。進行過廣泛的暴露研究的心理學家埃德娜・福艾（Edna Foa）及其同事指出，暴露療法的有效性來自它提供的矯正訊息——暴露帶來的學習經驗，讓杏仁核知道，先前誘發恐懼和焦慮的觸發因素實際上相當安全。

暴露治療是十分有效的治療方法，因為它說的是杏仁核的語言，而系統減敏法（systematic desensitization）和洪水法（flooding）是基於暴露治療的兩種治療方法。

- **系統減敏法：**需要學習放鬆策略，並以漸進的方式接近害怕的物體或情境——通常這會在緩慢但穩定的過程中發生，隨著治療持續進行，逐步解決引發愈來愈多焦慮的情境。
- **洪水法：**讓人立刻進入當事人最恐懼的情境，這樣的暴露可能持

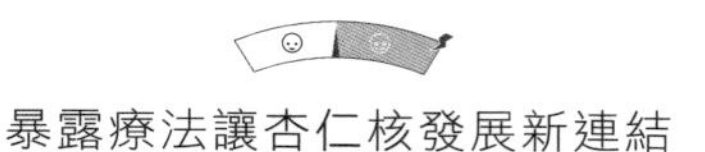

續數小時——雖然洪水法是更為強烈的作法，但相對的，它也可以更快速地緩解焦慮。

無論採用哪種方法，在多數情況之下，人們最初都是藉由「想像」自己處於其恐懼的情境中，在心理層面上面對那個害怕的情境；然而，最終他們都必須「直接」體驗那個情境，而且通常需要一再地重複。很顯然的，這是一種具挑戰性的治療，但研究顯示這正是重新串連杏仁核所需要的方法。因此，你愈練習暴露法，你的杏仁核愈有可能對以前害怕的情境和觸發因素做出冷靜的反應。

。哪一種比較有效？

或許你會很想知道，系統減敏法的漸進作法和洪水法的更快速作法哪一種比較有效。研究指出，**強烈、持久地接觸會產生恐懼的觸發因素（洪水法），比採用漸進的方法更快速、更有效。**

然而，就算方法很有效，**也要當事者願意使用且做得到才能發揮作用。**而且不意外地，焦慮的人往往更有可能選擇嘗試系統減敏法，而非洪水法。這無妨，因為這兩種方法都行得通，它們最終都能讓杏仁核在沒有任何負面結果的情況下經歷先前恐懼的刺激。

。最好尋求專業人士從旁協助

基於暴露的治療實在是太有效了，所以它們是最常被推薦用來減輕焦慮的方法之一。許多學過如何應對焦慮的人，都曾有過暴露治療的相關個人經驗或專業治療。如果你不曾進行基於暴露的治療，我們建議你**尋找專業人士**來指導你完成這個過程——因為證據在在顯示，治療師的支持非常有幫助。如果你已經接受過暴露治療，本書能幫助你了解暴露法為什麼可以起作用。

此外，如果你嘗試過暴露治療，但看不到成效或效果不持久，我們希望本書能幫助你了解其中可能的原因，若你願意再嘗試一次，只要照著本章概述的作法進行，相信會有所幫助。

當然，暴露治療並不容易。根據定義，這種療法會產生焦慮，因為涉及故意投入誘發焦慮的經驗。請記住，清楚了解這個過程是重新串連你的大腦所必需的，有助於你迎接挑戰並更能忍受你所經歷的壓力。

活化跟恐懼情境和物體相關聯的神經元之種種經驗，將能最有效地與杏仁核對話。你的杏仁核會持續監控你的經驗，並且製造神經元之間的連結，以此表示它認為安全和危險的是什麼——基於暴露的治療，讓杏仁核有機會製造新的連結，而且一次又一次地實踐這些新連結。

你得活化負面情緒記憶的神經迴路

杏仁核必須有特別的經驗，才能發生重新串連。在暴露的過程中，你需要經歷會產生焦慮的景象、聲音和其他刺激，以便活化留有那個情緒記憶的神經迴路，也就是——你希望修改的確切迴路。

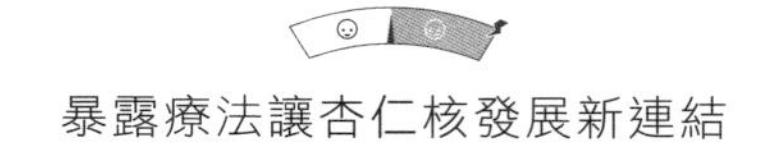

。活化才能生成

這些迴路的活化，創造了不同神經元之間發展出新連結的可能性，而這些新連結將可以改變杏仁核的反應。因此，你必須**活化神經元來生成新連結**——你必須先經歷恐懼或焦慮，才有可能戰勝它，一如以下這句古老格言，它所蘊含的可不只是牛仔的智慧：「你必須重回甩下你的馬背。」

如果放任人自行決定，杏仁核通常得不到足以改變它對特定情境做何反應所需要的學習經驗。事實上，**焦慮反應往往會阻止有效的暴露發生**。仔細想想害怕坐飛機的祖母這個例子：

> 祖母收到了一份禮物，是一張飛往幾千里外探視親戚的機票。在她思忖要為這趟旅行打包行李或抵達機場準備登機的時候，她的焦慮就已經開始攀升。這可說是創造出絕佳的暴露機會，可惜她並沒有意識到，升起的焦慮其實意味著此刻正是可以重新串連活化的迴路並改變杏仁核對情境的反應之良機，她在這種情況下對焦慮的最自然反應是設法避免這趟旅行。

當然，你也可以勸祖母說飛行比開車還要安全，她或許能理解這一點，甚至還會因此規勸自己，可是她的杏仁核並非基於理性運作，而是單純地活化了產生壓力反應的連結。我們都明白，面對害怕的情境時，不舒服的感覺有時可能強烈到令人無法忍受，以至於她很難抗拒逃離的渴望。然而，如果那位祖母真的逃避搭飛機，她等於錯失一個暴露治療的機會，也錯失了與家人相聚的機會。感到焦慮然後藉由避開情境來逃離焦慮的這種動力，其實只會用來維持焦慮而已，這確實是讓焦慮反應如此難以改變的原因——藉由這種模式，焦慮可以長存不朽。

為了提醒自己經歷焦慮的必要性，請記住這一句話：「活化才能生成。」這就是讓杏仁核學習所必需的東西，神經元的活化奠定了基於暴露的治療之有效性——如果你希望生成新的連結，那就必須活化儲存恐懼物體或情境的記憶的那個迴路。

事實上，出現情緒激動和焦慮感受，象徵著你正在活化正確的迴路。證據顯示，在初次暴露的治療過程中，情緒激動程度較高的人受益最大——或許這也可以說明，為什麼洪水法的作用比系統減敏法更快速。

。暴露療法如何製造新的神經連結？

動物研究和腦部造影指出：暴露，也就是在沒有任何負面影響下經歷造成焦慮的情境或物體的過程，能讓大腦的另一個部分對杏仁核如何反應施加一些控制。所謂的「大腦的另一個部分」，其實位在額葉；關於人類的研究顯示，名為「腹內側前額葉皮質」的區域似乎牽涉在內。在暴露期間，學習會在杏仁核中發生，而這種學習的記憶會被儲存在腹內側前額葉皮質——杏仁核習得與儲存的恐懼並沒有被消除，但會發展出其他迴路，學會比較平靜的新反應。

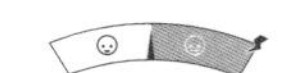

有個類比或許能幫助你記住活化焦慮的迴路有多麼重要，即便活化焦慮的迴路是很不舒服的經驗：泡茶時，通常是熱水泡出來的茶比較好喝，如果你將茶葉或茶包放進一杯冷水中，便無法有效地讓茶的風味釋出；同樣地，你的神經迴路需要被活化（或加熱）才能製造新的連結——關於改善焦慮這方面，如果你想重新串連你的神經迴路，那就得暴露在那樣的高溫之下。

讓我們來看看下面這個例子：

> 一個小男孩不幸地被貓抓傷了。這隻貓（成為觸發因素的中性物體）跟抓傷（造成疼痛的負面事件）相關聯。導致的結果是，貓開始引發男孩的焦慮。在此之後，每當男孩看見貓，都會感到焦慮，完全激不起跟貓玩的興趣。

如果我們想幫小男孩製造新的迴路，改變他對貓的恐懼，我們需要讓他接觸友善的貓，以便重新訓練他的杏仁核。當他在正向的環境中看見或觸摸貓時（同時拍拍貓和享受牠的柔軟、被牠滑稽的動作逗樂等），他的杏仁核可能受到刺激，因而建立跟貓有關的新迴路。這個男孩愈常在沒有負面事件的情況下觀察貓並與牠互動，中性或正向的新連結就會變得愈強，他感受到的焦慮也會愈少。只要重複接觸友善的貓，男孩的杏仁核就會製造出繞過恐懼和焦慮的分流道路。

當然，暴露期間男孩很可能會感受到並進一步表現出對貓的害怕，不過，若要活化我們希望重新串連的神經元，這樣的暴露就有其必要——縱然新經驗可能會帶來一些焦慮。想讓杏仁核在沒有與貓相處的新經驗之下就改變外側核原本建立好的迴路，那是不可能的事；事實上，男孩的焦慮反而是個良好指標，這代表杏仁核的正確迴路已經被活化，並且準備好接受新的學習。

為了圖示製造新連結的過程，我們可以拿一直使用的基本圖表作為基礎（見下方的圖7）。這一次，我們將貓連上的不是抓傷，而是正向的經驗，像是看嬉戲的貓追逐逗貓棒，或是拍拍安心咕嚕叫的貓。這樣一來，貓便會開始引發更正向的感受，或許是平靜，也可能是愉悅——這種新連結可以跟貓與焦慮之間的過往連結**互相競爭**，提供一條繞過焦慮反應的路線。只要男孩接觸貓的正向經驗愈多，這條路就會變得愈牢固，當他未來遇到貓時，他也愈有可能感受到正向情緒，而不是焦慮——重複暴露可以製造出這種新的**替代反應**。

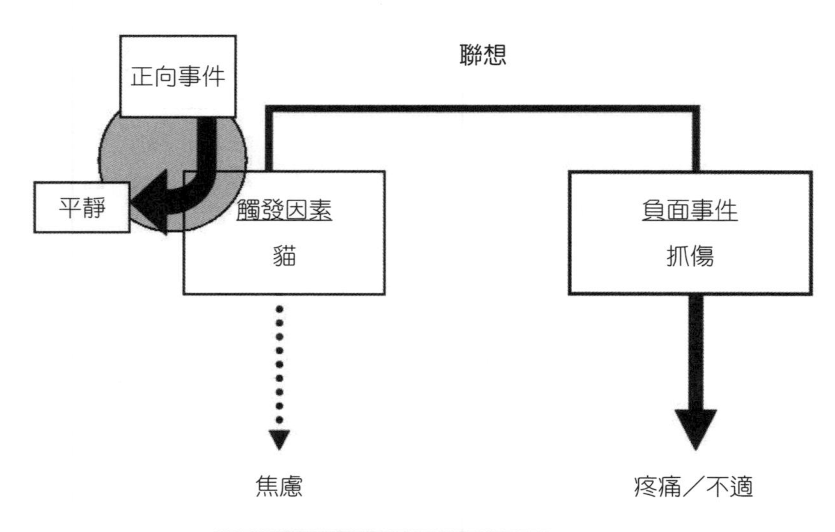

圖7　製造新的神經連結

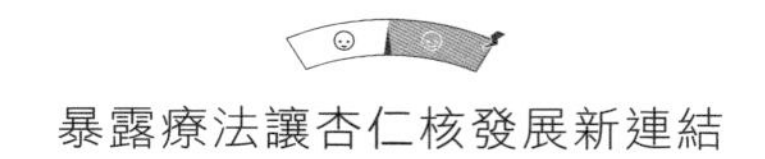

愈重複暴露，你就愈強大

暴露，其實是一種「沒有付出就沒有收穫」的情況。如果你想改變你的焦慮反應，那就必須讓自己接觸恐懼的情境，並且讓自己經歷焦慮。

杏仁核發生學習的理想條件是「神經元處於興奮狀態」，就好比鍛鍊身體肌肉的理想條件是「肌肉纖維處於疲乏狀態」，杏仁核和肌肉一樣，一旦你重複的次數愈多，你就變得愈強大——你可以把暴露想成一種鍛鍊杏仁核的方式。

我們保證，有大量的證據指出，**暴露法能非常有效地改變腦中負責焦慮的連結**。

儘管如此，故意置身於一個本質上會讓自己痛苦的情境，仍然不是一件易事，有時就是完全不可能辦到。我們建議，你應該等到自己有信心完成暴露法時再開始嘗試，因為**如果在焦慮減輕以前就受不了而離開暴露情境，反倒可能增強焦慮**。

由於沒有正確執行暴露法可能會增強你的焦慮，因此我們建議你在有經驗的治療師之協助下進行這種治療法，以確保你得到最佳的治療。你也應該仔細選擇何時使用暴露法、何時不用，這樣才能真正的利用這個強大的工具，幫助你控制生活的最重要面向。請在對你的生活影響最大的情境中使用暴露法；如果你想改變的恐懼反應其實是沒有必要的，那就請別嘗試，舉例來說，如果你不需要克服對蛇的恐懼，那就不要進行與蛇有關的暴露！

暴露並非時時刻刻都令人十分痛苦，例如當你選擇漸進的方式進行時。當暴露十分具挑戰性時，你可以提醒自己這樣會比較快體驗到焦慮的改變，藉此加強你的決心。若要說明暴露法有何變化力量，游泳是一個很好的例子。

你是否曾把腳伸進游泳池或湖水裡，然後因為水太冷而縮回來呢？你涉水愈深，便愈知道水有多冷，因為你的腹部和胸部都慢慢浸到水裡了。然而，經過一段時間之後，你的身體會自動調整，你會發現自己在水中其實很舒服，你看著那些只泡到膝蓋的人不斷在那邊抱怨水好冷，然後笑了起來——暴露也會發生同樣的調整過程。

當你一直待在那個情境，你的杏仁核就會開始適應；當你執行暴露練習並感覺到焦慮降低時，你就知道自己成功引起杏仁核的注意，而且正在進步中！

抗焦慮藥物對暴露治療的影響

如果你正在服用抗焦慮藥物，那就有必要知道有些藥物可以在暴露治療的過程中協助你，但也有些藥物會讓杏仁核更難學習。

以下是一些例子。苯二氮平類（benzodiazepines）藥物可能會干擾暴露法，例如樂平片（diazepam）、贊安諾、安定文和克癇平等，這些藥物對杏仁核具有鎮定的效果，有助於控制焦慮。然而，重新串連的過程需要活化杏仁核，製造焦慮以生成新的學習——使用苯二氮平類藥物時，腦中不太可能發生新的學習。事實上，研究已經證明，服用苯二氮平類藥物會降低暴露治療的有效性，另有多項研究發現，沒有服用這些藥物的人在暴露療法中受益最大。

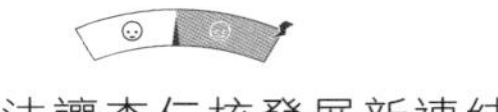

另一方面，某些藥物則有助於暴露療法的過程，像是選擇性血清素再吸收抑制劑（selective serotonin reuptake inhibitors，SSRI）和血清素—正腎上腺素再吸收抑制劑（serotonin-norepinephrine reuptake inhibitors，SNRI）。選擇性血清素再吸收抑制藥物包括樂復得、百憂解（fluoxetine）、喜普妙（citalopram）、立普能和克憂果（paroxetine）；血清素—正腎上腺素再吸收抑制藥物包括速悅、倍思樂（desvenlafaxine）和千憂解。研究指出，選擇性血清素再吸收抑制劑和血清素—正腎上腺素再吸收抑制劑會促進神經元的生長和改變。因此，這些藥物或許更有可能讓大腦迴路因為經驗而修改。

當然，調整任何藥物時，請務必跟你的健康照護提供者詳細討論。如果你想多了解各種抗焦慮藥物的訊息，以及它們何時可能有用或沒有用，你可以上網站http://www.newharbinger.com/31137，下載有關「藥物和你焦慮的腦」這個主題的額外章節（關於如何存取的資訊請參見本書最後 P248 ）。

重複暴露的必要性

為了讓你的杏仁核能最有效地建立新的連結，你必須多次接觸那些會導致你焦慮的觸發因素。請記住，你必須活化恐懼迴路以生成新的連結。

重複暴露不僅會形成新的連結，還會增強新的迴路，好讓它能優於先前外側核建立的恐懼迴路。

舉例來說，如果你一直嘗試克服對電梯的恐懼，最有效的作法就是在不同的環境中乘坐各種電梯。當然，**暴露的經驗絕對必須是中性或正向的**。以搭電梯的例子來說，請確保當你暴露在坐電梯的環境時都是平安無事且冷靜的狀態。

很顯然的，這並非意味著暴露不會讓人焦慮。切記，**勇氣不是沒有恐懼，勇氣是儘管恐懼依然選擇行動**。當你愈能經歷焦慮，並且留在情境中的時間久到足以削弱恐懼，新的迴路就會變得愈強大。

設計你的暴露法練習

在第七章，你了解了如何完成「誘發焦慮情境表」P155。一開始，請從你的表單中選擇一個情境——別忘了我們先前討論過的關於優先順序的三個考量（選擇阻礙你達成目標的情境、使你非常痛苦的情境，或是經常出現的情境）P158。

接著，請回顧在這個情境中產生焦慮的觸發因素。同樣的，我們建議你，請跟了解暴露療法且能提供支持和引導的醫師或治療師一起進行。

一旦你選擇了想專心處理的情境，接著就要決定你比較偏好緩慢的系統減敏法或立即看得到成效的洪水法。在系統減敏法中，你採取的是一步接一步的漸進過程，隨著時間步步邁向最具挑戰性的情境；在洪水法中，你一開始就面對最具挑戰性的情境，以密集的暴露過程設法解決它們。再次提醒，洪水法雖然比較快，但**無論哪種方法都能起作用**。

接下來，我們將引導你完成系統減敏法，幫助你把這個過程**分**

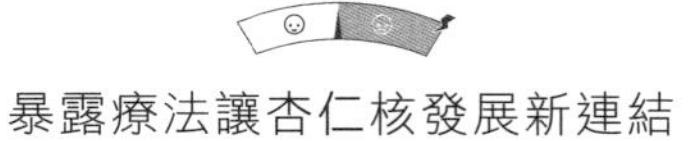

解為幾個不同階層的步驟。至於洪水法，只要從一些最困難的情境開始，你就可以輕易地使用它。

。建立暴露的階層

「暴露階層」（exposure hierarchy）是依序排列的暴露步驟表，你可以按照這個順序來學習對特定情境的新反應。之所以建立暴露階層，其實是為了將誘發焦慮的特定情境分解為較小的項目，然後從最不會誘發焦慮的部分開始，最終進展到最具挑戰性的部分。以下我們以一位害怕在商場購物的女性作為例子來說明。

為了幫助她建構她的階層，我們一開始請她找出可能需要她做的最有壓力的行為，假設她的回答是「進入擁擠的商店和排隊等候結帳」。接下來，我們請她找出會引發一些焦慮、但很有信心自己能做到的相關行為，關於這點，她可能回答：「我可以開車到停車場找一個停車位。」

為了建構她的階層，我們把這兩個行為當作極端值，然後在兩者間填入其他的項目。接著，我們請這位女性在兩個極端之間，想出至少五個會誘發焦慮的相關行為。她的列表可能會像這樣：

- 選擇要購買的商品。
- 拿著商品考慮要不要買它。
- 從車子走向商場入口。
- 詢問店員關於商品的問題。

- 跟好朋友一起逛商場。
- 在公共場所感到噁心（因為焦慮）。
- 獨自一人逛商場。
- 獨自一人逛擁擠的商場。

接下來，我們請她將這些行為根據誘發焦慮的程度由小到大進行排序，然後放進先前找出的兩個極端行為之間。焦慮程度從1到100的量表有助於按順序排列這些項目，這樣焦慮的程度會隨著每一步驟逐漸升高。

有時，造成不同焦慮程度的關鍵是——這個人必須做什麼事，例如：這位焦慮的購物者在必須買東西時的焦慮程度，會比僅僅在商場走動時來得更高。然而，在其他情況下，有可能是觸發因素不同所致，像是處於人群中或問店員問題。不同的其他情境面向可能還包括有沒有另一個支持的人在場，或是有沒有實質接近觸發因素。

你可以透過斟酌自己在各步驟中可能經歷的焦慮程度，好好整理自己的階層步驟。接下來，就是開始實行的時候了，從誘發焦慮程度最低的項目著手，直到實行至引起最大焦慮的項目。

右頁的表格便是這位焦慮購物者的暴露階層表，請注意，這些情境是按照逐漸攀升的焦慮程度來安排步驟。誠如你看到的，步驟4和5之間的焦慮等級大幅提升。

暴露法並不容易施行。如果可以，請找一位專門從事暴露治療的治療師引導和鼓勵你完成這個過程。除了幫助你順利建立個人化的暴露階層表，你的治療師或許也會讓你做些練習，幫助你減低面對焦

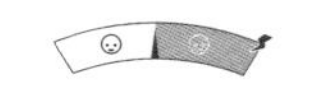

慮時產生的身體感覺之敏感性，像是心悸、呼吸短淺和頭暈目眩。這些練習可能包含「內感暴露法」（interoceptive exposure，又稱身體感覺暴露法）：利用高強度活動、故意過度換氣、用吸管呼吸或坐椅子旋轉之類的模擬，幫助人們更習慣焦慮的某些生理症狀（編註：與內感相對的，則是實景暴露法，實景暴露法是使患者暴露於其所害怕的情境）。

如果你有強迫症，建立暴露階層也可以幫助你學習抵抗強迫行為。你只要建立一個誘發強迫行為的類似情境階層，然後在不允許自己表現出強迫行為的情況下接觸這些情境。因此，如果觸碰罐頭食品會導致強迫洗手，你就得重複觸碰罐頭但不要洗手——這個過程名為「暴露結合應答預防法」（exposure with response prevention）。

步驟號碼	行為或情境的描述	焦慮程度（1~100）
1	開車到停車場找一個停車位	15
2	從車子走向商場入口	15
3	跟好朋友一起逛商場	20
4	獨自一人逛商場	30
5	在公共場所感到噁心	50
6	獨自一人逛擁擠的商場	60
7	選擇要購買的商品	70
8	拿著商品考慮要不要買它	75
9	詢問店員關於商品的問題	80
10	排隊等候結帳	90

◦開始練習暴露法

一旦你建立起暴露的階層，那麼你的最終目標就是完成每個步驟，在各情境中待到你的焦慮削弱或衝動行為減少。我們建議使用第六章提到的深呼吸或其他放鬆技巧，以因應你在每一階層感受到的焦慮。你不需要為了重新串連迴路而經歷高度焦慮，但如果焦慮在暴露期間升高，就有可能加速改變的過程。

在每次暴露期間，絕對不要帶著恐懼離開情境，因為這樣會增強你的恐懼迴路。你必須在情境中待到你感覺焦慮有降低，**最好是降低一半**——如果你評估這個情境的最初焦慮程度是80（在1到100的量表中），請在這個情境待到焦慮降至40以下再離開（當杏仁核登錄新訊息並冷靜下來時，通常你可以實際感受到）。

請記住，你的杏仁核需要學會「這個情境很安全，沒有必要逃離它」，這就是你必須告知杏仁核的事——唯有透過經驗，杏仁核才能學習。

每一階層都必須**反覆地暴露**，杏仁核才有可能發生改變。特定步驟的各次重複通常會比前一次更容易，只不過，練習的狀況有時仍會有所起伏。一旦克服了暴露階層中最困難的項目並達成目標，你就可以選擇處理另一個讓你恐懼的情境，使用相同的方式來對付它。

你愈受焦慮限制，就愈需要經常練習暴露法，以便奪回你對生活的掌控權。此外，**請確保自己能提前做好計畫**。如果不規劃好暴露的步驟及每一步驟的重複暴露，你就無法重新串連你的大腦並降低你的焦慮。

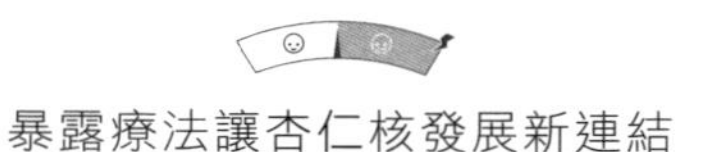

最後，我們建議你每克服一階層都要獎勵自己的進步，因為熬過這些困難練習的你，值得好好獎勵！

在進行暴露治療的過程中，每一階層的每次暴露，你都要仔細監控自己的想法，好讓你的皮質不會因為陷入自我挫敗或誘發焦慮的想法，而不必要地增加了你的焦慮。

請記住，你正在試圖降低基於杏仁核的焦慮，不要讓皮質產生的想法惡化它，**請把注意力集中在你當下面對的步驟，不要預想高於這個階層的其他情境。**

。使用有用的暗示來替代負面想法

練習暴露法時，有些事情應該忍住不做。再次提醒，絕對不要在你的恐懼依然高漲時離開情境。如果你逃離該情境並感到鬆了一口氣，那就等於是在教你的杏仁核「逃避是正解」，這樣只會增加未來的焦慮，因為你的杏仁核會試圖逼迫你再次逃避，所以，**請務必抗拒逃離的衝動**——堅持控制你的行為，不要讓焦慮控制你。

誠如先前所提，**監控皮質可能產生哪些提高恐懼的想法**也很重要，因為皮質可以靠著思考負面想法讓情況惡化。當你偵測到自我挫敗或誘發焦慮的想法時，請試著以有用的因應想法來替代，例如以下這些例子：

☑ 我預期恐懼會升高，但我可以駕馭它。
☑ 持續專注在這個情境，而我必須控管的只有這點。

☑ 保持呼吸，這不會持續太久。

☑ 放鬆肌肉，讓緊張退去。

☑ 我正在活化我的恐懼迴路以改變它們。我正在取得控制權。

☑ 只要持續到恐懼降低。只要我等待，它就會降低。

☑ 我必須活化才能生成。

最後，請不要使用尋求安全的行為，因為這有可能會破壞你在暴露期間所付出的一切努力。以下有些例子是必須避免的尋求安全之行為：

☒ 準備更多藥物，好讓你在緊急情況下能使用。

☒ 進行所有步驟時，都有一個安全的人在場陪同。

☒ 佩戴各式各樣的幸運符。

☒ 抱著某個東西。

☒ 戴太陽眼鏡。

☒ 坐在特殊的位置或地點。

☒ 用手機講電話。

☒ 待在出口或浴室附近。

當你使用尋求安全的行為時，暴露便只有完成到當中的一部分而已，無法造成你冀求在腦中發生的改變。如果你在某些步驟確實使用了尋求安全的行為，在後來的步驟中請一定要排除，才能確保暴露期間的一切努力都達到預期效果。

一 總结 一

在本章，你了解了如何透過觸發因素的存在來活化杏仁核，藉此重新串連你的杏仁核；你也學到了如何利用暴露階層，以漸進的方式讓杏仁核接觸到觸發因素。

暴露治療的最重要元素是練習、練習、練習，因為杏仁核學習的唯一方法是透過經驗，即便有時這確實會讓人感到心煩意亂、甚至卻步。然而，如果你真的希望克服你的焦慮，你就必須完成這項困難的任務。請記住，這是一個「沒有付出就沒有收穫」的命題，就像鍛鍊腹肌需要做很多仰臥起坐，改變恐懼反應需要你面對恐懼的情境，一次一步地跨越它們。建立分流道路、然後經常使用那些新道路，會是達成持久緩解焦慮的最佳途徑。

如果你願意投入一些時間、努力和勇氣來挑戰你的恐懼，並且教導杏仁核新的反應，你的杏仁核就可以、也將會發生改變。

Chapter

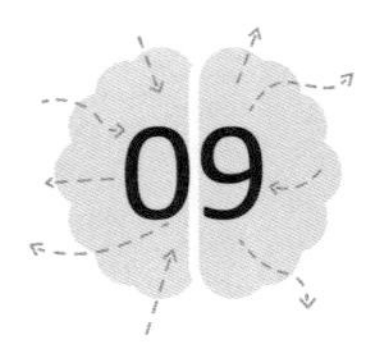

用運動和睡眠小技巧鎮定你的杏仁核

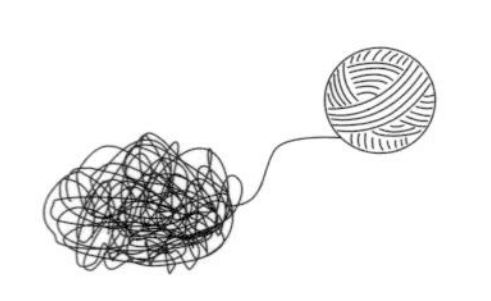

各種神經造影研究與神經生理學實驗都已證明，杏仁核可能受到運動和睡眠的強烈影響：運動對杏仁核有驚人的強力作用，有效性勝過許多抗焦慮藥物；睡眠也對杏仁核的運作有強大影響，睡眠不足會導致焦慮升高。在本章，你將看到生活型態做出什麼具體改變，就能減緩基於杏仁核的焦慮，也能降低壓力程度且廣泛改善心理健康。

運動能降低杏仁核的活化效應

戰、逃或僵住不動反應早已編寫在杏仁核裡，與其對抗這種古老的反應，或許我們應該試著偶爾與它攜手合作——如果你的交感神經系統被活化，你可以按天性要求加以利用。與其抗拒你的身體為戰或逃做準備，何不尋找機會與這種本能合作，**利用你的肌肉來降低杏仁核活化**的方式呢？

短暫的有氧運動可以非常有效地降低肌肉緊張。此外，誠如第六章所述，放鬆肌肉有助於減緩焦慮 P132 。當你在感到焦慮時快跑或快走，會用到已做好行動準備的肌肉，如此一來，便可降低腎上腺素的濃度，並且用掉因為壓力反應而釋放到血液中的葡萄糖——在你做完運動之後，你會體驗到實質、持久的肌肉放鬆。接下來，我們將檢驗運動對身體和大腦的一些效應，藉此說明為什麼運動在因應焦慮方面會如此有用。

。降低交感神經系統的活化

最有助於減緩交感神經系統反應的運動類型是有氧運動，這種運動會以中等強度的節奏律動來使用大肌群，常見的有氧運動形式包括跑步、走路、騎腳踏車、游泳，甚至是跳舞。

此外，堅守規律的運動計畫能普遍降低交感神經系統的活化，包括減少它對血壓和心率的影響，這有助於對抗杏仁核活化的症狀。當然，運動對身體還有其他許多益處，例如：有氧運動往往會提高一個人的代謝率和精力——因此，利用運動幫助你因應焦慮還會獲得額外的好處。

如果你沒有定期運動的習慣，請確實考慮潛藏的風險，開始運動前，務必先跟你的醫師商量，並請逐步增加你的活動量，不要一次做到足。切記，有些形式的運動（像是慢跑）是高衝擊活動，可能導致各種傷害。然而，不要讓缺乏經驗阻礙了你，因為幾乎任何人都能在沒有太大困難或危險的情況下進行簡單的運動（像是散步）。

。比藥物更快減輕焦慮

我們十分推薦把運動當作減輕焦慮的策略，因為它就是非常有用。各式各樣的研究都已證實，有氧運動可以減緩焦慮，只要運動短短二十分鐘就測得到焦慮減輕的跡象——**比多數藥物開始起作用的時間還要快。**

焦慮程度較高者，會發現運動在減輕焦慮方面所帶來的效果最大。此外，運動對焦慮症狀（例如心跳加快或喘不過氣）敏感的人也很有幫助，因為這些感覺跟運動有關。因此，**運動可以作為一種進行暴露法時因應焦慮的工具**，藉此降低對這些感覺的不適（編註：指在暴露於使人焦慮的情境時，可以藉由運動來使自己不那麼焦慮，以度過這些情境）。

一般而言，運動後帶來的肌肉緊張降低會持續一個半小時，而焦慮減輕則會持續四到六小時。如果你認真想過「持續運動二十分鐘可以帶來幾小時的緊張和焦慮緩解」這件事，就會很清楚運動所帶來的效益了。事實上，如果你預期一天的某個時段或某件特定的事可能放大你的焦慮，仔細安排固定運動的時間，或許能讓你比較不焦慮地度過這些時刻——換句話說，**或許你能不用鎮定劑就達到鎮定的效果。**我們來看看艾莉的例子：

十七歲的艾莉非常擔憂即將在家裡舉辦的家族聚會，她的社交焦慮障礙讓她將這個聚會視為一場惡夢，她很害怕自己會受困其中。艾莉的治療師於是建議她，如果她在聚會期間開始感到恐慌，可以去跑跑步，艾莉當下不置可否地翻了翻白眼，但是到了聚會那天，她真的試了，雖然她的說法是：「主要是因為我就是想離開那裡！」

然而，在自家附近跑了一圈後，她帶著意料之外的舒緩感受回家，而且能毫不焦慮地跟阿姨、叔叔們說話了！後來她表示，「我真的相信我的杏仁核認為我已經從危險中逃離，它冷靜下來了！」自那天起，她就對運動能有效減輕焦慮一事深信不疑。

運動不僅僅是降低當下或數小時之後的焦慮——研究顯示，遵循規律的運動計畫持續至少十週能降低一個人的普遍焦慮程度。

。提高腦內啡濃度

「運動能減輕焦慮」的新發現，促使研究進展到探索「大腦在運動時發生了什麼事」。你大概聽過所謂的「跑步者的愉悅感」（編註：或稱「跑者嗨」），這種狀態是指人在跨越某個施力的閾值後所感受到的欣快感。研究已證實，大腦在經歷持久或激烈的有氧運動後會釋放腦內啡到血液中，這種神經傳導物質向來被認為是興奮感受的原因——「腦內啡」（endorphin）這個字是「內源性嗎啡」（endogenousmorphine）的縮寫，意思是「身體裡自然產生的類嗎啡物質」，正如其名所暗指的：透過這些化合物對大腦的效應，可以有效減輕疼痛，並讓人產生安適感。

動物研究有助於說明運動過後的大腦可能發生了什麼事。當實驗老鼠有機會自由地使用滾輪時，牠們通常都會去使用它，更重要的是——牠們腦中的腦內啡濃度會升高，之後還維持了好幾個小時，大約經過九十六小時才回到平常的濃度。這個發現再次表明，運動影響

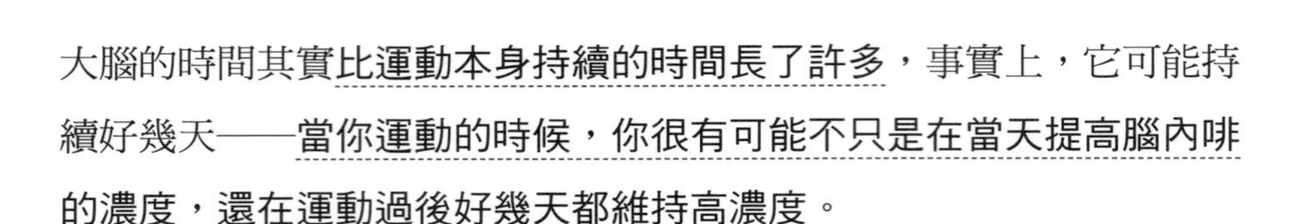
大腦的時間其實**比運動本身持續的時間長了許多**，事實上，它可能持續好幾天——**當你運動的時候，你很有可能不只是在當天提高腦內啡的濃度，還在運動過後好幾天都維持高濃度。**

。改變杏仁核的化學性質

涉及老鼠跑滾輪的附加研究也已證明，運動可以改變杏仁核的化學性質，包括**改變正腎上腺素和血清素這兩種神經傳導物質的濃度**。運動看似會影響某種類型的血清素受器，這種受器在杏仁核的外側核裡數量很多，規律運動似乎會讓這些受器較不活躍，因此使得杏仁核比較平靜，變得不太可能製造焦慮反應——研究者在人類身上發現：規律運動會對杏仁核產生鎮靜的效果，而且同樣的效果也會出現在大鼠和小鼠身上。

。強化神經可塑性

科學家在首次發現運動能促進齧齒動物的腦細胞生長時，感到十分訝異。二十年前，腦中長出新的細胞還被視為不可能；現在，研究者已經知道，老鼠經常跑滾輪會提高某些神經傳導物質的濃度，促進牠們新細胞的生長。此外，也有研究證實，運動促進了會刺激人類腦細胞生長的因子，強化了神經可塑性的證據，而「神經可塑性」指的是「大腦改變的能力」。科學家已經了解到，**光是運動就能提高神經傳導物質的濃度，促進人腦中新細胞的生長。**

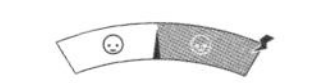

運動產生的改變會影響皮質，也會影響杏仁核——腦內啡在皮質中有其作用，這些和其他神經傳導物質的濃度變化，會對腦中的多個不同部位造成影響；運動也會產生一種促進腦中神經元生長的蛋白質（腦源性神經滋養因子），特別是在皮質和海馬迴。

此外，探討大腦活動的神經造影研究指出，運動往往會修改皮質某些區域的活化，例如：在跑步機上跑了三十分鐘後，左側額葉皮質的活化程度會比右側額葉皮質更大，而左側額葉活化與正向心情有正相關，這表示運動刺激皮質的方式能產生更正向的感受——這些正向的感受很可能有助於減輕焦慮。

哪種運動最適合你？

心理上和生理上最適合你的運動類型須符合下列四個準則：

- 你喜歡做這項運動。
- 你會持續做下去。
- 中等強度。
- 得到醫師的認可。

這意味著你應該選擇一、兩種運動，每週至少三次，每次做三十分鐘。無論你選什麼運動，請記住，你的心臟跳動和血液流動都會得到許多好處。一旦你感覺自己的心情變好，整體的壓力程度也降低了，你應該就能更容易持續執行運動計畫。

▸練習・評估你的運動商數 ++

這個短短的練習，能幫助你評估目前的運動模式，並且增強你對長期、規律的身體活動計畫的承諾。花點時間仔細想想以下這些問題：

- 每週你運動多少次？每次運動持續多久？
- 運動之後你有沒有感覺到焦慮減輕呢？
- 如果你沒有運動的習慣，你會不會考慮展開運動計畫來降低焦慮導致的交感神經系統活化？
- 哪種類型的運動最吸引你？

高品質睡眠能鎮靜杏仁核

許多人都體會過，一夜好眠後，人會有多麼神清氣爽和精神抖擻，卻很少有人真正理解睡眠對大腦究竟有多麼重要。

人們往往將睡眠視為大腦的關機時段，但實際上，睡眠時大腦相當活躍。

就跟你的心臟或免疫系統一樣，你的大腦在你睡覺時仍然會繼續工作——事實上，在某些睡眠期間，大腦比任何清醒的時刻都還要活躍。

當你睡覺時，你的大腦正忙於確保荷爾蒙的釋放、所需之神經化學物質的生成，以及記憶的儲存。

然而，獲得充分休息的良好睡眠，對那些與焦慮搏鬥的人來說通常是個挑戰。當焦慮干擾睡眠時，原因往往出在杏仁核的影響——透過促進交感神經系統的活化，杏仁核會使你保持警覺狀態，無法進入深層睡眠。

皮質產生的擔憂可能使問題進一步惡化，因為你會想到那些促使杏仁核活化交感神經系統的惱人念頭。更糟糕的是，如果你沒做些什麼來確保睡眠獲得改善，你的焦慮有可能變得更加嚴重，因為**睡眠不足可能讓杏仁核容易做出更焦慮的反應**。

。你有睡眠障礙嗎？

如果你有難以入睡或提早醒來無法再睡的情況，請務必閱讀以下這一段內容。許多人都不知道，無眠之夜對健康和大腦（特別是杏仁核）來說有著相當不利的影響。

不要假設你不覺得累就是睡得足夠。一個人縱然睡眠不足，他在刺激的情境中還是可以感覺到警醒、甚至精神奕奕，而且焦慮的人本就經常處於警覺狀態（由於交感神經系統活化），所以他們或許不會覺得想睡覺，甚至因而認為自己並沒有睡眠不足——或許他們真的已經睡眠不足了，只是他們沒有意識到。

要知道，**睡眠不足可能以多種形式表現出來**，包括焦慮升高、更易怒、難以專心或缺乏動機。

▸練習・評估睡眠障礙對你來說是不是個問題 + +

為了幫助你判定自己是否有睡眠問題，請仔細閱讀以下陳述，在任何適用於你的句子前打勾。

____ 我經常煩躁不安，上床時難以入睡。
____ 我使用藥物或酒精幫助入睡。
____ 我要絕對安靜才睡得著，一點聲響都會讓我無法放鬆。
____ 我通常需要二十分鐘以上才睡得著。
____ 白天我經常睡著、打盹或感到昏昏欲睡。
____ 我沒有在固定的時間睡覺或醒來。
____ 我太早醒過來了，而且無法再入睡。
____ 我無法熟睡，就是不能放鬆。
____ 當我早上起床時，我不覺得精力充沛。
____ 我害怕在晚上時試著入睡。
____ 我依賴咖啡因撐過一整天。

你勾選的愈多，就愈可能欠下睡眠債。欠睡眠債是指人在需要時沒有獲得足夠睡眠，少睡的時數就此開始累積。多數成人每晚需要七到九小時的睡眠，每晚少睡一小時，睡眠債就增加。因此，即使你在某個夜裡睡得很足夠，第二天還是可能昏昏欲睡或易怒，這是先前累積的睡眠債造成的。

。你需要充足的快速動眼睡眠

睡不好對人腦有許多不利的影響：睡不夠的人常會出現難以專心、記憶方面的問題，以及整體健康不佳，但本章我們僅將焦點放在缺乏睡眠會如何影響杏仁核。現在，就來看看關於這個問題的研究揭露出什麼——研究已經證明，**杏仁核對睡眠不足的反應比大腦的其他部分更加負面。**

在一項研究中，有一組受試者一整夜都不被准許睡覺，另一組受試者可以正常地睡覺。接著，大約在下午五點左右，所有人都被帶到實驗室，讓他們看各種圖像，有正面也有負面，同時科學家利用功能性磁振造影（fMRI）觀察他們的杏仁核如何反應。被剝奪睡眠的那組（大約三十五小時沒有睡覺）在面對負面圖像時，杏仁核活化多了六〇%左右。

據此，我們想要提醒你注意，當你一直不睡覺時，你的杏仁核將更有可能因而產生反應，導致你感到焦慮，或是產生其他的情緒（像是生氣和易怒）。

人在睡覺的時候，會以特定模式經歷幾個不同的睡眠階段，而且還會重複地循環經過這些不同的階段，快速動眼（REM）睡眠通常會在一整晚出現幾次——作夢就發生在快速動眼睡眠階段，這也是固化記憶和補充神經傳導物質的時間。

研究發現，杏仁核的反應性與快速動眼睡眠有負相關。這正顯示出一個重點：**獲得良好的睡眠，特別是充足的快速動眼睡眠，可以幫助鎮靜杏仁核。**

當你致力於獲得充足的睡眠時，當中有一個重要的關鍵，那就是：了解快速動眼睡眠何時會發生。

快速動眼睡眠發生在睡眠週期的後期，快速動眼睡眠階段在整個睡眠期間的尾聲會更加頻繁地出現。許多人並未意識到，進入快速動眼睡眠階段需要長時間的睡眠——**睡四小時，接著清醒一小時，然後再睡四小時，並不等同於連續八小時的睡眠**。即使你只有醒來半小時就再度入睡，睡眠週期都會從頭開始，所以要花更多時間才能經歷整個睡眠期間——這不像是接著看沒有看完的電影，而是必須從開頭重新看整部電影。

真正獲得高品質睡眠的練習

讀完這些關於睡眠的訊息後，你可能會想：「我也希望能睡個好覺，但這並不容易啊！」當然，在現代社會的「全年無休文化」（隨時都有媒體、購物和餐廳可用的情況）之下，可能會讓我們無法定期獲得充足的睡眠。除此之外，一個人在其人生的某些階段可能更容易有睡眠不足的情況，像是讀大學或成為新生兒的父母。

許多人視睡眠為奢侈的事，必要時可以漠視不顧，但如果你的目標是平息焦慮，那就必須抵抗會干擾睡眠的影響因素。然而，**光是焦慮本身，往往就會損害一個人睡眠的能力——難以入眠或太早醒來都相當常見**。因應這些障礙時，知道哪些方法會有幫助、哪些實際上會加劇問題，其實是很有用的。

改善睡眠的最佳方法是仔細檢查自己與睡眠相關的生活習慣，

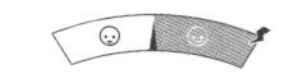

確保它們都很健康。以下的睡眠練習，可以真正幫助你達成良好的夜間睡眠：

- 在你上床睡覺以前，做一套例行的放鬆儀式。
- 睡前至少一小時，消除光線的刺激。
- 白天做做運動。
- 建立固定的睡覺時間和起床時間。
- 避免小睡片刻的習慣。
- 臨睡前少想那些會讓腦袋活躍思考的事，請想能讓人放鬆的事。
- 如果擔憂會在你睡前縈繞不去，請在白天安排好一個可以擔憂的時間。
- 確保你的睡眠環境有助於入睡。
- 傍晚之後，避免咖啡因、酒精和辛辣食物。
- 利用可以放鬆的呼吸技巧準備入睡。
- 如果你在床上躺了三十分鐘還睡不著，那就起來做些能讓自己放鬆的事。
- 床主要是用來睡覺，不要在床上做其他事。
- 避免使用助眠藥。

上述建議全都是良好的睡眠衛生（編註：一系列健康的睡眠習慣，可以提高你入睡和保持睡眠的能力）例子（有關良好睡眠習慣的更多細節，可以上網站http://www.newharbinger.com/31137下載文件參考。關於如何存取的資訊請參見本書最後 P248 ）。

— 總結 —

很顯然的，生活習慣對你的杏仁核具有相當強烈的影響。如果你規律地進行有氧運動，特別是會用到大肌群的運動，對杏仁核與皮質產生的正向效應可以幫助改善你的心情。運動也能提高神經可塑性，讓你的杏仁核與皮質都能對你試圖達成的重新串連更有反應。此外，確保獲得充足的高品質睡眠，可以鎮靜杏仁核，使它對你在日常生活中所經歷的一切較不引起反應，而是以更平靜的方式處理你感受到的壓力。

在本書的第二部，你學到了許多技巧，可以用來影響杏仁核的迴路，並使它保持冷靜。現在，該是轉而討論皮質的時候了，它也能啟動、加劇或減輕焦慮。誠如你在本章所見，在減輕焦慮方面，運動和睡眠對皮質和杏仁核都有好處。在本書的第三部，我們將仔細探討有什麼其他的方式可以控制基於皮質的焦慮。

3.

控制基於皮質的焦慮

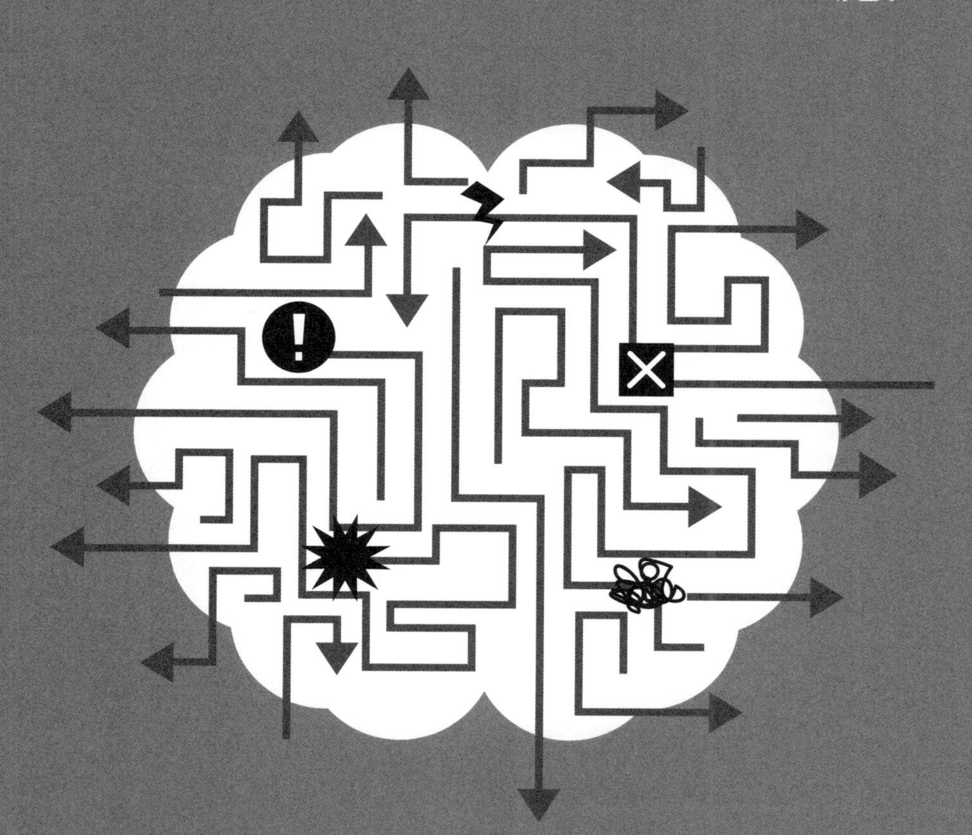

Chapter

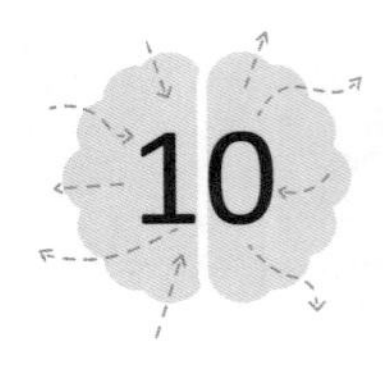

哪些思考模式會讓你焦慮？

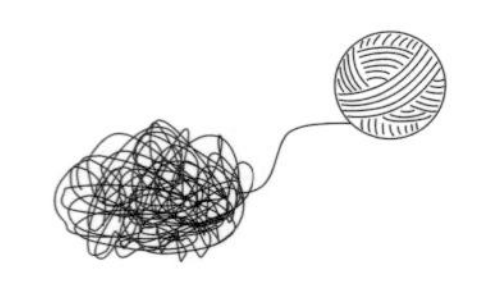

人們往往認為情緒是完全無法控制的，現在你已經知道，你可以影響導致焦慮的潛在神經過程。在第二部，我們深入探討了如何影響與重新串連杏仁核；進入第三部，我們將接著探討如何影響與重新串連大腦皮質——**改變皮質產生的想法、意象和行為是有可能的**，你可以透過更好地控制基於皮質的焦慮來做到這點。

許多人都熟悉利用想法來控制焦慮的概念，這種方法的來源若不是透過治療師，就是閱讀關於想法（或認知）如何促成焦慮生成的資訊。協助人們使用基於皮質的方法，其可得的資源比基於杏仁核的方法多上許多，而你必須了解不同的方法如何幫助你重新串連你的大腦皮質，才會知道使用這些技巧時你希望達成的目標是什麼。

我們的目標並不是詳細說明每個基於皮質的方法，而是希望讓你了解，這些策略如何促成重新串連皮質的過程，藉此長久減緩你的焦慮。我們在簡介中提過，如果要以一個心理學名詞來解釋大腦皮質過程，那就是「認知」——多數人則稱之為「思考」。認知治療（cognitive therapy）領域最著名的先驅，或許是精神科醫師亞倫・貝克（Aaron Beck）和心理學家阿爾伯特・艾利斯（Albert Ellis），他們各自提出了「某些類型的思考可能製造或惡化焦慮」的論點。

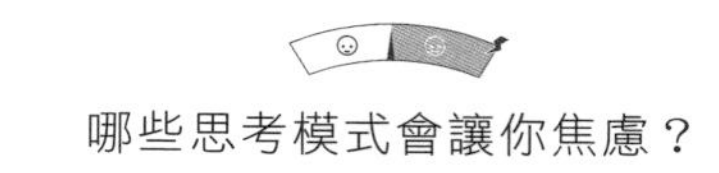

貝克醫師和艾利斯都指出，焦慮起因於人們詮釋事件的方式。有時候，某些思考過程會致使人扭曲現實：你可能過度強調情況的危險性，例如儘管飛行整體上來說十分安全，但你還是很怕飛機失事；你也可能將他人的行為解釋成針對你，但其實那跟你毫無關係，例如你假定某人在你報告時講話是因為你的報告很無聊——「認知」可能使我們預期永遠不會發生的問題，或是擔憂完全無害的身體感覺。

辨認出並改變讓你焦慮的想法

認知治療的根本概念是，有些認知不合邏輯或不健康，可能製造或加重不健康的行為模式或心理狀態。認知行為治療師特別關注的是，辨認出並改變自我挫敗或功能失調的想法（編註：功能失調的想法又稱「消極的自動思維」），尤其是那些導致焦慮或憂鬱程度攀升的想法，此方法被稱為「認知重構」（cognitive restructuring）。

。用「認知重構」來對抗焦慮

使用認知重構來對抗焦慮，可以直接介入皮質途徑。當認知行為治療師討論自我挫敗或功能失調的想法時，他們著重的焦點是在大腦皮質內發生的過程，主要是在左半腦。當然，每次試圖改變自己的想法時，我們都在嘗試以某種方式修改皮質——我們的想法不只是腦中的神經和化學過程的結果，它們本身就是腦中的神經和化學過程。在進行認知重構時，你思考的想法會被用來重新串連你的大腦。

就像你一直看到的，大腦製造恐懼和焦慮的過程，可能且通常是在沒有皮質涉入的情況下發生；經由杏仁核途徑，恐懼反應的確能在皮質處理完訊息以前就付諸行動。然而，這不表示想法和詮釋並不重要，它們肯定具有相當的影響力——清楚了解想法能用哪些方式來影響杏仁核的反應，以及該如何限制想法所造成的影響，可說是十分重要的事。

由於焦慮可能不必經由來自大腦皮質認知處理的過程就自動出現，所以改變想法並非總是能防止焦慮。然而，當皮質的想法或意象啟動焦慮反應時，改變這些想法或意象肯定能減輕或防止焦慮。讓我們來細看以下兩名青少年的例子：

> 荷西和里卡多正在等待考駕照的結果出爐。荷西憂心自己能不能通過、懷疑自己所寫的答案不正確，甚至還想像聽到自己拿不到駕照的情況。與此同時，里卡多考完試後，他的父親就跟他說說笑笑的，讓他不會老想著自己可能考不過。
>
> 感謝里卡多的父親那些讓他分心的玩笑話，使得他沒有去考慮可能的負面結果。事後發現，荷西和里卡多都通過了考試，但只有荷西承受了焦慮緊張的等待時間。當人們改變自己的想法時，他們或許能防止基於皮質的焦慮。

認知重構策略也有可能限制基於杏仁核的焦慮。皮質通常會惡化杏仁核啟動的焦慮，但與其火上加油，你可以學習控制你所想像、

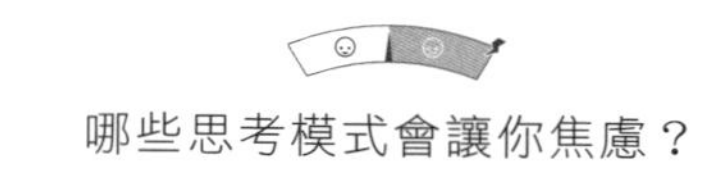

思考或告訴自己的事，進而讓心態處於更平穩的狀態。儘管改變想法和思維的過程看似困難，但至少比因應杏仁核對誘發焦慮的想法所做出的情緒反應容易多了。

如果能了解自己基於皮質的想法與杏仁核活化之間的關聯，並認知到藉由改變想法能避免掉多少焦慮，你就有動機致力於利用皮質對抗焦慮，而這樣的努力會帶來長久的成果。

透過改變你的想法，你可以在腦中建立新的反應模式，並且讓這模式變得穩定又持久。

。察覺你對情境的負面詮釋

我們已討論過皮質的詮釋如何提高焦慮：當你經歷一個情境或事件時，情境或事件本身不會使你出現情緒，儘管人們經常說些「我老公實在讓我氣到不行」這類的話，但造成情緒反應的其實並不是她的配偶，皮質對情境的詮釋才是導致情緒反應的東西。舉例來說，皮質可能提出這樣的詮釋：「他應該多注意我做對的事，而不是老針對我犯的錯。」這種詮釋會導致生氣的感受。

如果你對此有所懷疑，或許可以這樣思考：不同的人會對相同事件表現出不同的情緒反應，既然如此，事件本身就不可能是情緒的原因。讓我們來看看以下這個案例：

喬許跟莫妮克、潔登相約共進晚餐，人卻沒有到場。潔登因而大發雷霆，表達出她對喬許的憤怒；相對的，莫

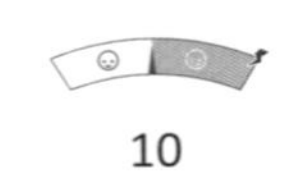

妮克就沒將喬許的失約放在心上，她只想跟幾星期不見的潔登好好享受相處時光。

兩位女性面臨的是相同的一件事：喬許沒在晚餐之約現身。然而，她們的詮釋顯然十分不同。潔登可能解釋成「喬許應該信守自己說要來的承諾」或「他一點都不尊重我們」，而這樣的詮釋導致她的憤怒反應；相較之下，莫妮克對此的詮釋則是「這是跟我的好友潔登單獨相處的機會」，而她的詮釋不會引起憤怒的感受。

請注意，這些詮釋分別導致不同的感受，由此可見**造成特定感受的是詮釋，而不是情境本身**。當然，還有其他可能的詮釋，而它們同樣也會導致不同的感受。如果潔登感受到的是焦慮而不是憤怒，可能導致這種情緒的詮釋又會是什麼呢？如果她感覺到難過，又是什麼詮釋導致她難過的感受呢？這裡的重點是，你必須知道，你對情境所做出的詮釋可能會強烈影響你出現什麼情緒反應（呈現這些例子的詮釋有何影響的相關圖表，可從網站http://www.newharbinger.com/31137下載。關於如何存取的資訊請參見本書最後 P248 ）。

覺察自己在壓力情境中所做的詮釋，並仔細考慮修改它們的可能性，你就可以開始掌管你的皮質所製造的情緒反應。改變詮釋絕對不是一件容易的事，因為這些詮釋往往受到你**過去的經驗和期望**的形塑——因此，你需要花點時間努力思考整個情況，確認你想詮釋它們的方式。除此之外，或許你並不是每次都想改變自己的情緒反應，所以有時那樣的詮釋可能恰當或有用。然而，無論如何，擁有改變自己皮質做何詮釋的能力，通常可以大大降低你的焦慮。

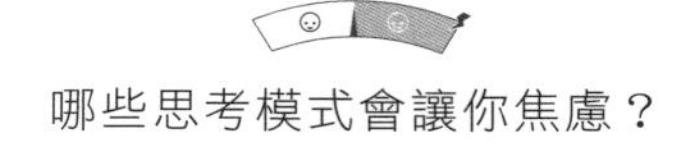

▶練習・改變你的詮釋來降低焦慮 ++

認清造成焦慮的是你對情境的詮釋、而不是情境本身，會讓你有新的方法可以降低你的焦慮——你能利用基於皮質的方法，改變你的詮釋來降低杏仁核活化。

我們假設麗滋對英文課的寫作作業感到焦慮。誠如圖5 P085 所示，在這件事上有三個元素在起作用：事件、麗滋大腦皮質所提出的詮釋、麗滋的情緒（焦慮）。當麗滋拿回最近的寫作作業後，她看見老師在上面寫了許多評論，接著她開始想：「所有評論都在指出我的錯誤，我的寫作顯然很糟，這門課我要被當了。」這些想法一跳出來，麗滋立刻感到噁心，整個人開始顫抖，而且感到十分不知所措——她的想法無疑活化了她的杏仁核。

不過，後來當麗滋真正讀了老師所寫的評論後，這才發現雖然當中有些確實是糾正，但也有一些是讚美、有用的回饋，以及老師對她所寫的發人深省的內容之回應。她得到的成績是B，不是糟得離譜，但有改善空間。

認清實際的狀況之後，麗滋便有了改變自己的詮釋的機會。下次她拿回寫滿評論的作業時，可以改成這麼想：「我的老師給了我有用的回饋，我將學會如何將作文寫得更好，並拿到更好的成績。」顯然，這些同一事件的新詮釋，並不會產生相同程度的焦慮。

那些會讓你感到焦慮的情境，其實也讓你有機會檢視大腦皮質正在做出什麼詮釋。請牢記這三個元素：**事件**、**詮釋**、**由此產生的情緒**。學習認出你所做出的詮釋，然後仔細考慮該如何修改它們來減輕焦慮。

現在請開始試試：拿一張空白的紙，條列你在其中會感到焦慮的情境。然後，針對每一個情境，看看你能不能辨認出導致你焦慮反應的詮釋（如果你很難做到這點，本章後續的評估會有所幫助：你在評估中所勾選的項目，會讓你得以洞察自己需要認出和修改的詮釋類型）。

接下來，花點時間為你認出的各個引燃焦慮的詮釋，腦力激盪出替代的詮釋。一旦你真的嘗試了，大概就會發現不同的詮釋如何導致各式各樣的情緒反應。

當然，為了達成減輕焦慮的目的，你會希望把焦點放在能讓心智狀態更冷靜、更平衡的詮釋（如果你需要協助來想出替代的詮釋，第十一章的「利用『因應想法』」P228 會有所幫助）。

一旦找出替代的詮釋，我們建議你**大聲說出**它們，以便更徹底地確立起那新的詮釋——這麼做能強化你修改詮釋的能力。

一開始，改變詮釋的過程或許會讓你感到彆扭，你甚至可能不覺得新詮釋令人信服，但隨著你練習得愈多，便會發現這些想法愈來愈強，而且更常自動出現。你愈刻意地使用它們，它們愈可能成為你習慣性反應的一部分——請記住，皮質是基於「**最忙碌者生存**」運作。

改變想法不是一件易事，但如果你投注一些心力注意自己對事件的詮釋，並且致力於用不同的方式看待情境，你就可以做出改變。這樣的努力很值得，因為**在你的杏仁核活化以前改變想法**，比杏仁核涉入後再想著如何讓自己冷靜下來容易許多。

辨認你的皮質透過哪些想法引燃焦慮

接下來，我們將檢視幾種經常活化杏仁核的常見想法。學習在各種情況下認出它們，是利用認知重構技巧 P197 和正念 P237 來減輕焦慮的重要步驟。如果你改變自己的想法，便是在腦中建立新的反應模式——一種持久且能保護你免於焦慮的反應模式。

由於產生焦慮的想法會自動出現，因此，你可能察覺不到皮質製造焦慮的各種方式。我們將提供一系列的練習，幫助你辨認會促使你焦慮的基於皮質的過程。請注意，這些評估不是專業設計的測驗，它們只是用來幫助你**評估自己思維過程的性質**。在你完成各個評估時，請仔細想想這些例子，誠實回答它們是否反映了你對自己焦慮的體驗。

我們將以下所有基於皮質的傾向稱為「引燃焦慮的想法」，因為它們具有活化杏仁核的潛能。事實上，它們很有可能是你焦慮的主要來源。

。皮質中的樂觀與悲觀

▶ 練習・評估你的悲觀傾向 + +

了解皮質影響力最簡單的方法之一，就是仔細想想你對自己、世界和未來的一般看法。皮質的部分工作是幫助你解釋你的經驗，並且對未來可能發生什麼做出預測——你的一般觀點可能對這個過程造成強烈的影響，有些人傾向樂觀並做出最好的預期，但有些人比較悲觀並做出最糟的預期。

樂觀主義比較普遍，它的結果往往是不太焦慮。如果你傾向悲觀，那就很有可能比較焦慮；此外，悲觀的態度也可能使你不太願意嘗試改變你的焦慮——因為你不期待成功。

以下評估有助於你檢驗自己是否容易陷入負面、悲觀的思考。仔細閱讀以下陳述，在任何適用於你的句子前打勾。

____ 當我即將上臺報告或參加考試時，我會十分擔憂，害怕自己做得不好。

____ 我通常認為如果覺得事情可能出錯，它就真的會出錯。

____ 我往往確信自己的焦慮沒有結束的一天。

____ 當我聽到某人發生了意料之外的事時，我通常想像那是不好的事。

____ 我經常為自己害怕會發生、但很少或從未發生的負面事件做準備。

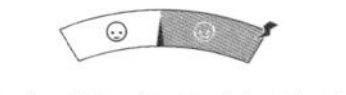

____ 除了壞運氣，我根本就沒有運氣。

____ 有些人希望改善自己的生活，但我對此感到相當絕望。

____ 多數人會讓你失望，所以最好不要期望太高。

如果你勾選了許多，代表你有悲觀思考的徵象。

樂觀跟左半腦活化比較有關，悲觀則是跟右半腦相關。右半腦更專注於辨認威脅和可能出錯的東西，因此，右半腦的活化升高跟比較負面的評價有關聯——刻意嘗試對情境採取正向的觀點已被證實能活化左半腦，而這證明了悲觀態度是可以修改的。

依核（額葉的一個結構）也在其中發揮作用。依核是腦中的愉快中樞，跟希望、樂觀和獎勵的預期有關——這是釋放神經傳導物質「多巴胺」之處，研究顯示，當腦中的多巴胺濃度較高時，負面預期會減少，樂觀程度會提高。

神經科學家理查・戴維森（Richard Davidson）發現，**一個人的依核愈活躍，這個人的觀點愈正向**。戴維森主張，大腦的這個部分是樂觀生活態度的基礎，有些研究者的確發現，悲觀者的依核反應跟樂觀者的不同。也有其他研究者發現，樂觀者可能在「前扣帶迴皮質」（anterior cingulate cortex，額葉的一個結構）有更活化的情形。

這說明了不管我們能否找出樂觀和悲觀傾向在皮質的哪些特定區域發展，悲觀顯然是可以修改的，而且相當值得努力一試。樂觀的人往往比較快樂，不僅更能應對逆境，而且比較健康——他們更有動

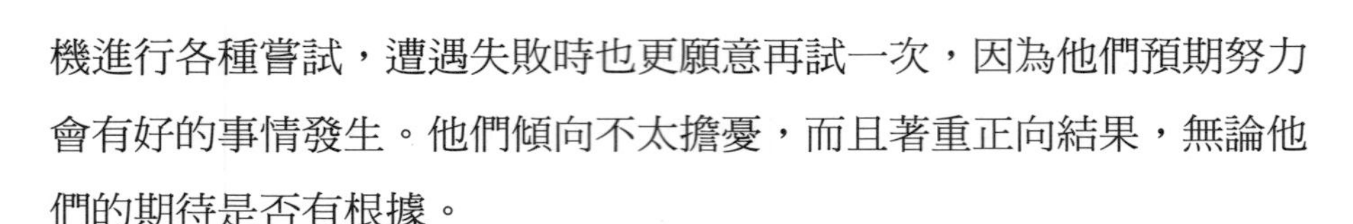

機進行各種嘗試，遭遇失敗時也更願意再試一次，因為他們預期努力會有好的事情發生。他們傾向不太擔憂，而且著重正向結果，無論他們的期待是否有根據。

相反地，悲觀更有可能導致沮喪、退縮和放棄。悲觀的人更有可能擔憂、想像令人不快的結果，而且更常把目光放在生活的艱辛面上——過度關注負面性，完全不是一種對情緒有益的生活方式。如果你是悲觀的人，你將能受益於第十一章討論的那些基於皮質的介入，包括思考中斷法 P230、認知重構、因應句型 P228 和正念 P237。

。皮質的擔憂迴路

▸練習・評估你的擔憂傾向 ++

擔憂是許多人焦慮的來源，也是廣泛性焦慮症患者的主要障礙。擔憂可能涉及意象或思維，它的焦點在於解決問題，目的是應對預期的未來困難。如果你習慣經常考慮可能發生的負面事件，擔憂或許就是造成你焦慮的原因之一。

以下評估有助於你探討自己是否容易感到擔憂。仔細閱讀以下陳述，在任何適用於你的句子前打勾。

____ 我很擅長想像在特定情境中可能出錯的各種事。

____ 我有時會擔心我的症狀其實是某些還沒診斷出來的疾病造成的。

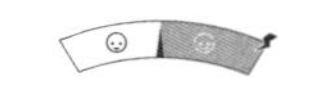

____ 我知道我很容易擔心瑣碎的事。

____ 當我忙於工作或其他的事時，我就不會太過焦慮。

____ 即使一切進展順利，我似乎還在考慮有什麼地方可能會出錯。

____ 我有時會覺得，如果我不擔心特定的情況，那就一定會出什麼錯。

____ 即使發生負面事件的可能性微乎其微，我還是傾向於老想著那種可能性。

____ 我因為擔憂的事而難以入睡。

如果你勾選了許多，你就有擔憂的傾向。

焦慮並非總是由生活中實際發生的事所引起。因為大腦皮質有預期的能力，所以，焦慮也可能會從你對事件的想法發展出來，而這些事還沒發生，也可能永遠不會發生。擔憂基本上是考慮可能發生的負面結果；擔憂可能涉及意象和思維，而且通常牽涉到旨在防止或盡可能縮減預期的未來困難的問題之解決想法。諷刺的是，企圖解決或許根本不會發生的問題，反倒可能助長焦慮，因而製造極大的痛苦。十九世紀的政治家暨科學家約翰・盧伯克（John Lubbock）提到：「擔憂一天比工作一週更讓人筋疲力竭。」

擔憂大多出現在「眼眶額葉皮質」（orbitofrontal cortex），額葉的這個部分位在眼睛的後上方，這個大腦結構會考量各種可能的結果

（有好有壞），然後決定在未來的情境中如何行動——眼眶額葉皮質賦予我們計畫和展現自我控制的能力，讓我們能以其他動物做不到的方式為將來事件做好準備。

然而，考慮不同潛在結果並根據預測做出決定的能力，其實是一把雙面刃，它能幫助我們預期未來將會發生什麼，好讓我們可以趕上最後期限、準時備好晚餐、規劃我們的職業生涯，但當預期和決策以擔憂的形式表現時，我們的焦點主要放在可能出現的負面結果，也開始想像或考量不太可能發生的事。有些研究者指出，**擔憂是嘗試利用左半腦的語言處理，來避免出自右半腦的負面意象。**

前額葉的第二個部分（前扣帶迴皮質）也參與了製造擔憂。前扣帶迴皮質位於前額葉的古老部分之一，因為它靠近大腦中央，所以作為皮質與杏仁核之間的橋樑，幫助我們處理腦中的情緒反應。

有時，前扣帶迴皮質可能會過度活化，或許是因為發育方式的缺陷，或是某些神經傳導物質的濃度所造成。它可能會**卡在**某些想法和意象中，而不是做它原本該做的——在皮質與杏仁核之間來回傳達關於想法和情緒的訊息，順暢地從一個想法切換到另一個。

額葉皮質與杏仁核之間持續不斷的來回訊息流動，原本能讓思考和反應更加靈活，此刻卻陷入一個迴圈。發生這樣的情況時，人會變得全神貫注在解決連影子都沒有的潛在問題，我們稱之為前額葉的「擔憂迴路」，這完全不同於有效的計畫或解決問題。如果你有擔憂的困擾，你將能受益於第十一章討論的策略，包括分散注意力 P232、思考中斷法 P230、認知重構技巧、正念 P237，以及學習以計畫取代擔憂 P233。

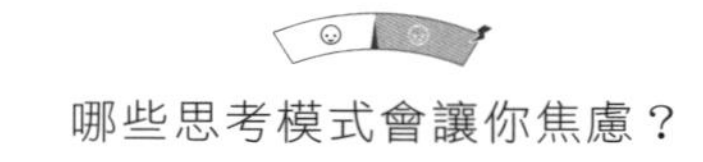

。強迫意念和強迫行為（堅持某些想法或行為）

▸練習．評估你的強迫意念或強迫行為的傾向＋＋

強迫意念意味著心思被特殊的情況占據，無法停止去思考它。

強迫行為（或重複地進行特定行為）可能帶來暫時的舒緩，但因為這些行為不是真正有效的解方，所以對這個行為的需求會一次又一次地出現，而且往往會陷入愈來愈嚴重的循環——如果你發現自己的心思被某些想法占據或不斷表現出某些強迫行為，這絕對是來自皮質途徑的問題。

以下評估有助於你辨認強迫意念或堅持想法的困難是不是你的問題。仔細閱讀以下陳述，在任何適用於你的句子前打勾。

____ 我可以花很長的時間在腦海中反覆回想某些事件。

____ 當我犯下某種錯誤或忘了做某件事時，我要花很久的時間才能接受。

____ 如果朋友或親人讓我失望，我需要花好幾個月的時間才能不再心煩意亂，跟那個人恢復友好的關係。

____ 如果我無法保持某些物品井井有條或狀態良好，我很容易感到非常煩亂。

____ 我會全神貫注在整理、計算或平衡東西。

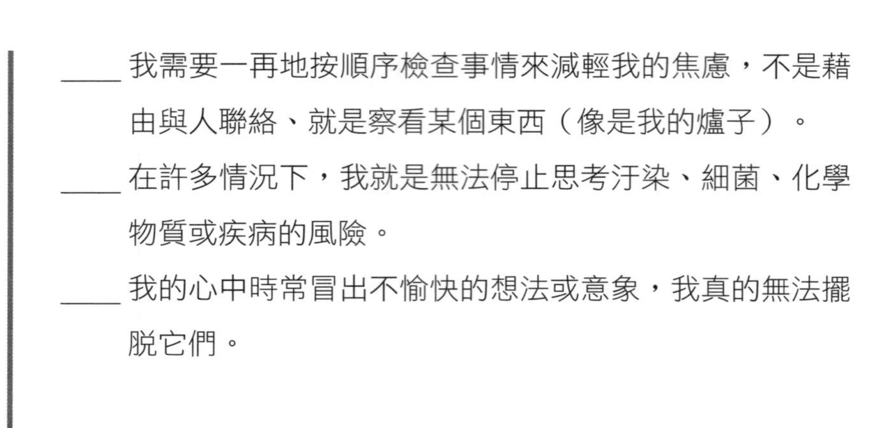

____ 我需要一再地按順序檢查事情來減輕我的焦慮，不是藉由與人聯絡、就是察看某個東西（像是我的爐子）。

____ 在許多情況下，我就是無法停止思考汙染、細菌、化學物質或疾病的風險。

____ 我的心中時常冒出不愉快的想法或意象，我真的無法擺脫它們。

如果你勾選了許多，強迫思考可能是你焦慮的來源。

當皮質放不掉某個念頭或行為時，它就有可能提高你的焦慮。發生這種情況時，你會感覺自己的心思被特定的想法占據，無法停止思考它，而你也可能發現，自己反覆做出目的在於對抗那個想法的行為。讓我們來看看胡安妮塔的情況：

> 胡安妮塔有一個強迫意念，那就是自己的手可能被細菌或髒東西汙染，她無法停止思考可能有什麼東西留在她的手上；她也有一個強迫行為，那就是她會不斷地洗手，而且洗很久，一直洗到雙手龜裂和流血。問題是，洗手後沒幾分鐘，她又開始害怕自己受到汙染，於是強迫自己再去洗一次手。

雖然強迫意念可能涉及皮質的幾個區域，但它們似乎跟擔憂所涉及的大腦皮質相同區域的活化有關：眼眶額葉皮質和前扣帶迴皮質。連結這兩個區域的迴路也成了研究的焦點，有許多神經造影研究顯示，強迫症患者的眼眶額葉皮質有過度活化的現象。然而，這樣的功能異常不一定是永久的。研究已經證明，認知行為治療可以幫助減輕強迫症狀，而症狀的減輕跟眼眶額葉皮質活化的改變有關。

大腦的前扣帶迴皮質本該幫助我們在應對問題的不同方法之間順暢地切換，然而，有時它似乎會陷入一個迴圈。研究指出，強迫症可能與前扣帶迴皮質的結構問題有關，強迫症患者的這個結構往往比較薄。

強迫思想和強迫行為都是促成焦慮的基於皮質的過程。強迫思想容易聚焦在某些主題上，包括汙染、危險、暴力或秩序，這些都可能造成嚴重的焦慮；強迫行為可能有各式各樣的形式，但通常涉及清潔、檢查、計算或觸摸，強迫行為本身或許不會造成太大的焦慮，但當人們嘗試抗拒自己的強迫行為時，他們通常會感到非常焦慮。

在第十一章，我們將討論你可以如何幫助你的皮質抵抗強迫意念；至於強迫行為，可能需要第八章描述的暴露治療，因為抗拒它們往往會活化杏仁核。

。完美主義的危險

▸練習・評估你的完美主義傾向 + +

為自己或他人設定不切實際的高標準，保證會使你的焦慮攀升，因為沒有人能完美無缺，所以高標準往往意味著你為自己設下了失敗的圈套。

以下評估有助於你判定完美主義是不是你的問題。仔細閱讀以下陳述，在任何適用於你的句子前打勾。

____ 我對自己有很高的標準，而且往往堅守這些標準。

____ 我通常有一套做事情的正確方式，覺得難以違反這樣的作法。

____ 別人認為我在工作上極為認真勤懇且細心周到。

____ 當我出錯時，我會感到非常尷尬和羞愧。

____ 當別人看著我時，我擔心自己會丟臉。

____ 我幾乎從沒做到自己滿意的程度。

____ 我很難放下自己犯的過錯。

____ 我覺得必須對自己很嚴格，否則我就不夠好。

如果你勾了許多，你可能有完美主義的難題。

完美主義者對自己和他人的期望，可能導致焦慮經由皮質途徑出現。有時我們能明顯看出來，**完美主義是從他人身上學來的，對象通常是自己的父母**。父母或許不了解，「鼓勵孩子永遠都要做到最好」有什麼不對之處，然而，以科學的角度來看，這可能在皮質中製造不切實際的期望。

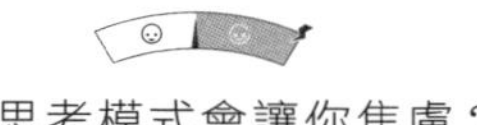

我們並不是說父母不該對孩子抱有高度的期望，只是想提醒大家：必須對「灌輸不切實際的想法」一事持謹慎的態度——我們完全不可能隨時隨地都做到最好。

然而，父母並不是完美傾向的唯一來源。讓我們來看看蒂芬妮的例子：

> 蒂芬妮承認，她就是自己不切實際的完美主義期望的來源。她記得，即使是在很小的時候，她也總是覺得自己應該每件事都不能出一點錯。與她相比，她的父母反而比較寬容和通情達理，他們常常向她保證，她的表現已經很好了，不需要做到完美。

無論人們覺得自己的完美主義期望合不合理，都必須認清這樣的期待是焦慮的來源——完美主義導致的自我批評和失望，可能顯著增加你日常經歷的焦慮。探究自己導致焦慮的期望對你有好處，因為完美主義或許就是根源，幸運的是，皮質有能力設定更合理的期望，進而讓焦慮降低。

。高估負面損失的代價

▸練習・評估你小題大作的傾向＋＋

小題大作是將微小問題或小挫敗視為巨大災難的傾向。

如果你因為一件特定的事出錯，便覺得一整天都毀了，那你就是小題大作。這種基於皮質的詮釋可能導致嚴重的焦慮，然而，一旦你學會認出它，就可以採取步驟來減輕。

以下評估有助於你判定小題大作是否在你的焦慮中佔有一席之地。請仔細閱讀以下陳述，在任何適用於你的句子前打勾。

____ 當我思考某個情況可能如何發展時，我通常會想像最糟的狀況。

____ 我很容易大驚小怪。

____ 別人如果知道我在心中想些什麼可怕的念頭，他們會認為我快瘋了。

____ 我經常感覺到自己似乎無法再面對有一件事出錯了。

____ 當事情沒按照我所希望的方式發展時，我通常會覺得難以應付。

____ 我對他人不太擔心的問題會過度反應。

____ 即使是小小的挫敗，像是遇到紅燈停下來，都能讓我火冒三丈。

____ 有時心中升起的小小懷疑，會隨著我的左思右想變成難以抵擋的負面想法。

如果你勾了許多，你就有小題大作的傾向。

如果你對不便的反應就好像它們是一場災難，或是如果一件小事出錯就覺得一整天都毀了，這樣肯定會提高你的焦慮。小題大作在眼眶額葉皮質的迴路中有其根源，而且這也跟擔憂和考慮不同結果有關聯——眼眶額葉皮質的另一項任務是評估事件的損失或不利因素。

有些人傾向於高估負面事件的損失，以下是傑瑞米的狀況：

> 當傑瑞米快要遲到卻遇到紅燈，因此不得不讓車子停下來時，他吐出成串的髒話，憤怒地敲打方向盤。當然，因紅燈而停下來頂多只讓他的行程多上一、兩分鐘，但在他的腦袋裡，短短幾分鐘似乎成了一大損失，以至於他升起強烈的憤怒和挫折。

面對微小事件卻反應得好像它們即將帶來不幸的結果，這種傾向絕對會活化你的杏仁核——諷刺的是，這的確會因為增加對情境的焦慮而提高損失。然而，誠如第十一章指出，識別出像這樣的傾向可以透過當場揪出，並用更合理的因應句型代替災難性想法 P228。

。內疚、羞愧和焦慮

▸練習・評估你感到內疚與羞愧的傾向＋＋

內疚和羞愧是出自皮質額葉和顳葉的情緒。內疚牽涉的感受是你做了自己認為不可接受的行為；羞愧則跟他人以負面方式看待你的感受有關。兩種情緒都很容易誘發焦慮。這項評估有助於你判定內疚或羞愧是不是你的問題。仔細閱讀以下陳述，在任何適用於你的句子前打勾。

____ 我經常感覺自己沒有符合我對自己的期待。
____ 當我考慮不做我覺得該做的事時，我會變得十分擔心。
____ 我常常擔心會讓別人失望，也很難對別人說不。
____ 如果在我沒參加活動時朋友看起來悶悶不樂，我可能會內疚好幾天。
____ 知道我讓某個人失望的感覺很糟糕。
____ 別人很容易情緒勒索我去做他們希望我做的事。
____ 我很難承認自己的錯誤，也難以跟別人討論我的錯。
____ 一旦有人批評我，我傾向於避免跟那個人相處太久。

如果你勾了許多，內疚、羞愧或兩者大概會使你焦慮。

內疚牽涉的感受是你做了自己認為不可接受的行為或違背了個人的標準；羞愧則是跟他人以負面方式看待你的感受有關。因此，**內疚的焦點在於你對自己的評價**，而**羞愧涉及想像他人如何評價你**。然而，兩者似乎都跟**額葉**和**顳葉**的活化有關聯。

羞愧和內疚通常跟社交焦慮症有關，這是最常見的焦慮類型之一，往往涉及害怕被他人細細審查。來看看拉傑的例子：

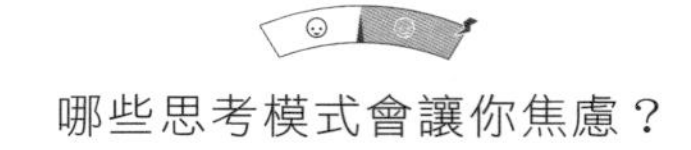

拉傑很難在團體中開口說話，他對於自己的表現往往會感到難為情、尷尬和不舒服，他預期別人會嚴厲地批判他。事實上，他對自己的批判通常比別人更加嚴厲，而且會對小得微不足道的過錯感到內疚。

經歷高度的內疚和恐懼通常會導致嚴重的焦慮，而**羞愧活化杏仁核的程度似乎大於內疚**，這個發現恰好符合杏仁核保護我們免於危險（包括他人的反對）的作用——認知重構（包括使用因應想法 P228）可以慢慢改變以內疚和羞愧作為回應的傾向。

。基於右半腦的焦慮

▸練習・評估基於右半腦的焦慮 + +

皮質的右半腦能讓你運用想像力，設想實際上沒有發生的事件——當你想像令人痛苦的情境時，通常會不經意地啟動焦慮反應。

以下評估有助於你判定右半腦是不是你焦慮的來源。仔細閱讀以下陳述，在任何適用於你的句子前打勾。

____ 我會在心中描繪可能的問題情況，想像事情可能出錯的各種方式，以及他人如何回應。

____ 我很能心領神會人們的聲音語調。

____ 我幾乎能想像好幾種情節，顯示情況可能如何變得對我不利。

____ 我很容易想像人們如何批評或拒絕我。

____ 我經常想像我可能如何讓自己丟臉。

____ 有時我會看見可怕事件發生的畫面。

____ 我依賴我的直覺來了解別人的感受和想法為何。

____ 我特別注意人們的肢體語言，並且收集細微的線索。

如果你勾了許多，你的焦慮之所以攀升，很有可能是因為容易想像嚇人的情節，或是仰賴直覺解釋他人的想法、但卻不那麼準確。

右半腦特化成以更全面、整合的方式來處理經驗，它擅長處理人類互動的非語言面向。有時，它的焦點會放在臉部表情、聲音語調或肢體語言，而這可能使你很快地對這些訊息下結論。例如，你可能誤解了某個人的聲音語調，假設他對你感到生氣或失望，但其實他只不過是累了。

右半腦有個傾向是特別關注負面訊息，無論是視覺、還是聽覺訊息。我們已經注意到，它很容易成為悲觀思考的來源 P204。此外，它能利用自己的想像力產生極其恐怖的情節和意象——**右半腦會密切注意他人的姿勢、語調或臉部表情的任何負面之處。**

這些基於右半腦的過程，可能導致杏仁核的反應就好像你處於

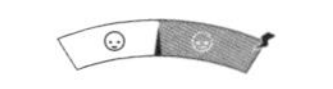

危險情境，即使沒有任何威脅存在。在緩解焦慮方面，市面上各式各樣的策略（包括遊戲、藥物和運動）都有益於提高左半腦的活化、產生正向的情緒，並且平息右半腦，我們已經在第六章和第九章說明過這些策略。

在感覺到焦慮升起和難過時，皮質的右半腦通常會比較活躍。有項研究顯示，準備演講的社交恐懼症患者，其大腦的右側會變得活躍且心跳加快。

神經科學家發現，右半腦的中間部分含有一個應對即刻威脅的整合系統，這個系統會將注意力指向環境的視覺掃描、提高對有意義的非語言線索的敏感性，並且促進交感神經系統的活動。

一旦焦慮開始出現，這個系統永不缺席。然而，它也可能在不必要時加入，在這樣的情況下，它會製造焦慮，而不是幫助你有效地應對威脅。

我們將在第十一章說明，你可以如何利用來自右半腦的正面意象對抗焦慮；你也可以利用（右半腦處理的）音樂的旋律和情緒面向，讓右半腦投入正向的情緒 P236。藉由這些方法，你能學會利用你的右半腦抵抗焦慮，而不是製造焦慮。

—總結—

回顧你在本章所做的評估，可以得到一個總體的觀點，約略了解自己傾向經歷哪些產生焦慮的想法類型，這能幫助你確立努力改變的目標。你無法改變你察覺不到的想法，然而，一旦你辨認出問題範圍，你就可以更加警惕最常促成你基於皮質的焦慮的想法類型（有關引燃焦慮的想法如何以視覺呈現，請完成「引燃焦慮的想法側寫」〔Anxiety-Igniting Thoughts Profile〕，你可以在網站http://www.newharbinger.com/31137下載表格。關於如何存取的資訊請參見本書最後 P248 ）。

本章的評估有助於你判定，哪些受大腦皮質影響的過程和思考模式，可能正在活化你的杏仁核。每個人都擁有獨一無二的皮質，而各個皮質都有啟動焦慮的獨特方式。請開始在日常生活中經常留意自己引燃焦慮的想法，察覺它們是改變它們的第一步。知道自己有哪些傾向會對你很有幫助，這樣你才能專門針對它們——這些傾向沒有任何一種是固定且無法改變的。你可以重新串連你的皮質，藉此減少任何這類的想法，並且強化不同迴路，以促進替代過程。你在下一章能學到幾種技巧，幫助你重新串連自己的皮質來減緩或抵抗焦慮。

Chapter

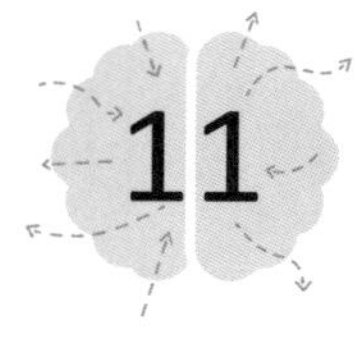

11 如何鎮定你的皮質？

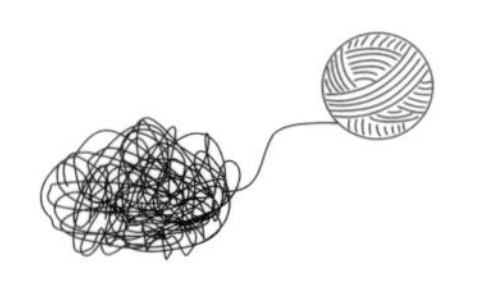

現在你已經知道，如果你的大腦皮質製造且沉溺於某些想法和意象，那就很有可能活化你的杏仁核，並且引發焦慮。幸運的是，關於事件的想法和事件本身之間有極大的差異，光是想到或想像某事發生，並不表示它真的會發生。

請務必記得自己想法和外界現實之間的差異，因為你的杏仁核或許認不出這種區別——但你的皮質千萬要牢記這點，才能幫助預防你的杏仁核對想像出來的念頭和意象做出焦慮反應！

認知融合讓人產生大量不必要的焦慮

如果你認清關於事件的想法和事件本身之間的差異，那在控制焦慮這方面，你就能進行最大程度的基於皮質的控制。

當我們太過沉迷於自己的想法，以至於忘了它們僅僅是腦中的想法時，「認知融合」就會發生。來看看索妮亞的例子：

年輕媽媽索妮亞育有一個小男嬰。有一天，她想到自己的孩子是多麼脆弱，自己可能多麼容易就傷害到他。接下來，她的內心充滿了自己可能有意、無意地以不同方式傷害孩子的想法和意象——她想像自己可能不小心摔傷了孩子，想到自己可能輕易地淹死他。

這些想法和意象嚇壞了索妮亞，過沒多久，她就開始害怕跟兒子單獨相處，因為她相信自己既然會出現這些恐怖的想法，那就意味著她可能做出這些事。

她就這樣把想法和現實混為一談，因而淪為認知融合的受害者。然而，另一方面，她害怕跟兒子單獨相處的這件事，正證明了她擔心兒子受到傷害，必要時會採取行動保護他。

任何時候，我們每個人的皮質都會製造各式各樣的想法，但不表示這些想法是真的，也不代表我們想到的任何事將會發生，更不意味著我們即將按照自己的想法採取行動。儘管如此，我們還是太容易忘記「想法只是想法」這一點——在皮質裡發生的神經事件（編註：指皮質創造的詮釋、擔憂等）可能跟現實完全沒有關係，而認清想法和真實事件之間的差異，是控管基於皮質的焦慮之必要條件。

▸練習・評估你經歷認知融合的傾向＋＋

如果你很容易對自己的想法和感受信以為真，那麼你重新串連皮質來幫助抵抗焦慮的能力就容易被干擾。皮質具有相當大的彈性，但你必須願意利用這個特性。

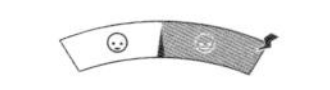

為了評估你的認知融合傾向，請花點時間仔細閱讀以下陳述，在任何適用於你的句子前打勾。

____ 如果我不多擔心一點，我害怕事情會變得更糟。

____ 當我有個想法時，我發現自己需要認真對待它。

____ 焦慮往往是有事即將出錯的明顯徵象。

____ 擔憂某事有時可以防止不好的事發生。

____ 當我感到不舒服時，我需要專注於此並加以評估。

____ 我害怕自己的某些想法。

____ 當有人建議用不同方式看待事情時，我很難把它視為一回事。

____ 如果我出現疑慮，通常都有好理由。

____ 我對自己的負面看法大概都是真的。

____ 當我預期事情會做得不好的時候，通常意味著我會做得不好。

如果你勾了許多，你大概有過度把你的想法和感受融合在一起的情況。

你必須知道，光是想到或感覺到什麼，並不表示真的會如此——認清這一點將對你有很大的好處；如果你相信想法代表某種真相，你會更抗拒放開那個想法，而這可能阻止你重新串連你的皮質。

。你是否有認知融合的情況？

認知融合的情形十分普遍，我們大都傾向於假設我們所想的就是現實，而且不常質疑自己的假設和詮釋，然而，有的時候，人們真的需要**質疑自己的觀點**，尤其是那些會令人痛苦的情況。知道自己的假設並不可靠，可說是相當重要的認識——認知融合可能產生大量不必要的焦慮。

認知融合讓人更有可能對事件的想法所做出的反應，完全就像事件真的發生時做出的反應那般真實。來看看愛莉安娜的例子：

> 某天下午，愛莉安娜聯絡不到男朋友，並開始擔心起他可能發生了什麼不好的事。她的腦中冒出男友發生意外的畫面，也想到了他正在認真考慮是否跟她分手，隨著她考慮事情的各種可能性，她變得愈來愈心煩意亂。
>
> 後來，愛莉安娜發現她的男朋友只是把手機落在家裡忘了帶，所以才沒收到她傳的訊息，這讓她大大地鬆了一口氣。

這個故事令人感興趣的部分是，愛莉安娜對自己想法所做出的反應，就好像它們是真實發生的事件，因而讓她感到焦慮。你是否曾發現自己在做類似的事呢？當某些引燃焦慮的想法結合認知融合時，製造焦慮的風險就會變得更大。換句話說，**如果你的想法具有悲觀或擔憂的傾向，抗拒認知融合通常能讓你獲益良多**，舉例來說，如果你

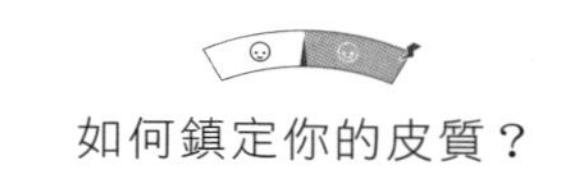

很容易從悲觀的角度進行思考，提醒自己「你的想法不會決定即將發生什麼」，可能會對你很有幫助。

我們建議你檢視自己的焦慮經驗，尋找認知融合的跡象——即便沒有證據或只有薄弱的證據支持，你還是認為該想法或該感受是真實的。一個常見的例子是，我們常常因為「感覺」情況危險就相信它很危險，而不是因為有實際的威脅證據。

現在，請你花點時間列出幾個例子，想想自己會在哪些情況下出現認知融合，在此提供幾個例子給你參考：我認為我的鄰居批評我家的草坪、這場派對中沒有任何人喜歡我，或是我絕對無法忍受再一次的恐慌發作。在你完成你的列表之後，請再重新看一次並仔細思考，這些毫無根據的想法可能如何促成你的焦慮。

杏仁核對想法的反應，就跟它對真實發生的事件的反應一樣，因此，或許你能藉由察覺引燃焦慮的想法和減少你思索這些想法的時間，來大大降低你的焦慮。雖然這聽起來很符合邏輯，但還是有許多人覺得自己必須認真對待每一個想法或感受，有些人甚至主張，想法光是存在就代表它是真實的，以下是一些例子：

- 不安的女性堅持，她對自己沒有信心這件事，證實了她不應該對自己有信心。
- 一名年長的男性自述，他對跌倒的恐懼其實意味著他無法離開自己的家。
- 一位女性對自己的工作表現吹毛求疵，而且相當擔心自己會被開除，儘管她在工作上從未得到不良評價。

皮質是個忙碌、嘈雜的地方，經常充滿沒有現實依據的想法和感受——**問題不在於想法和感受本身，而是認真對待它們的傾向。**

。用「認知脫鉤」面對「認知融合」

心理學家史蒂芬・海斯（Steven Hayes）提到，「把這些經驗當真然後加以對抗的傾向，正是……最有害的」，他也提出以「認知脫鉤」（cognitive defusion）作為解決之道——**「認知脫鉤」需要對自己的想法採取不同的立場：察覺它們，不要被它們困住。**

「認知脫鉤」是種強而有力的認知重構技巧——若要發展這般看待想法的能力，需要的是不讓自己只從表面來看待想法，而是**把這些想法視為你正在經歷的事**，舉例來說，你可以藉由這麼說來承認自己的想法而不全然相信它：「嗯……真有趣。我再一次發現自己有個『我永遠拿不到學位』的念頭。」

若想成功做到認知脫鉤，你需要培養一種不會在皮質的思維過程中迷失的自我感——你是自己大腦皮質的觀察者，而非將它所製造的一切視為真理的信徒。

為了幫助你拉開與想法的距離，你可以對自己說些這樣的話：「我需要小心這惱人的念頭。我沒有理由相信它，它很有可能活化我的杏仁核。」

我們將在本章後續討論的正念技巧 P237 也非常有用，因為它們能幫助你發展力量和技術，將自己的想法集中在你所做的選擇，並且抗拒迷失在或許會、或許不會反映現實的想法的衝動裡。

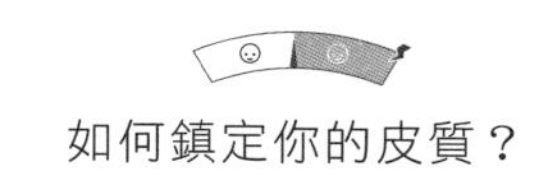

◦「健康的懷疑」你的皮質

你的皮質在許多方面創造了你所居住的世界，它負責處理你的感覺，讓你能知覺和思考你的經驗，也讓你能反省過去的經驗、想像未來——這可能導致你一不小心就忘記，皮質中經歷的訊息並不等同於現實。舉例來說，你或許認為你在搶案中看到的事完全準確無誤，但我們從法庭審判中得知，目擊者的描述經常會出錯。**有的時候，就連我們的眼睛都會捉弄我們**，其他感官可能也是如此。

我們透過皮質觀看這個世界，但還有更多正在發生的事是我們完全察覺不到的（例如紫外線、高頻和低頻聲音，或是其他人內心的想法）。你在網站http://www.newharbinger.com/31137可以下載一個PPT檔案，說明皮質如何讓你知覺某些不存在的東西、阻擋你知覺實際在那裡的東西，或是使你把某些實際上沒有道理的事想成合情合理，我們鼓勵你看一看這些訊息（關於如何存取檔案的資訊請參見本書最後P248）。

控制你引燃焦慮的想法

此刻，你可能希望回顧自己在第十章所做的評估，找出自己最常引燃焦慮的想法，並且針對它們做出改變。如果你的皮質正在生產這樣的想法，**不要讓它氾濫成災**。你可以改變皮質產生的想法，那就是把注意力切換到其他想法，這可以為改變皮質的迴路打下良好的基礎。接下來，我們將談一談你能用來做到這點的認知重構技巧，坊間

有太多出色的自助書都在闡述這個主題，所以我們不會詳細指導所有策略。

認知重構技巧讓你有力量確切地改變你的皮質，關鍵在於——請**懷疑**引燃焦慮的想法，並用**證據**加以質疑、**忽略**它們就好比它們並不存在，或是用更具適應性的新想法（編註：也稱為因應想法〔coping thought〕，白話來說，就是更適合的新想法）**取代**，請特別注意自己經常使用的那些引燃焦慮的想法。請不要忘記，增強神經迴路的原則是「最忙碌者生存」，因此你愈常思考某些想法，它們就會變得愈強。

如果你打斷誘發焦慮的想法和意象，一再地將它們用新的認知取代，你就能確切地改變大腦的迴路。

。利用「因應想法」

「因應想法」很可能是**對你的情緒狀態有正面影響的想法和陳述**。評估想法有用性的一個方法，就是探究它們對你造成的影響——從這個角度來看，你能清楚地了解因應想法的價值，而且這些想法更有可能導致冷靜的反應，並且提高因應困難處境的能力。以下舉出幾個例子 P229 。

當然，你必須小心翼翼地識別出引燃焦慮的想法和取代的因應想法，但這值得你付出心力，有些人甚至會將自己的因應想法寫出來提醒自己。藉由在每個可能的機會中審慎思考因應想法，你可以重新串連你的皮質，讓它之後**能自己產生因應想法**。請記住，你正在改變你的神經迴路！

引燃焦慮的想法	因應想法
嘗試也沒什麼用。對我來說，事情永遠不會成功。	我打算試一試，至少這樣我有完成什麼的機會。
有些事情即將出錯，我能感覺到這點。	我不知道即將發生什麼，這種感受向來都是錯誤的。
我需要專注在這個想法、懷疑或擔心上。	皮質，你在這方面花了太多時間，需要放下、繼續向前。
我必須勝任且擅長我所做的每一件事。	沒有人是完美無缺。我也是人，理所當然有時也會犯錯。
每個人都應該喜歡我。	沒有人是人見人愛，因此，我會遇到不喜歡我的人。
我無法忍受這個！	這並非世界末日，我會活下去的。
我忍不住擔心這點。	擔憂永遠解決不了任何事，這只會讓我心煩意亂。
我不希望讓別人失望。	試圖取悅所有人是不可能的，這只會讓我緊張不安。就放手吧。
我處理不了這個情況。	我是個有能力的人，即使不喜歡這個情況，我還是能挺過去。

你一定要專注在**對你來說問題最大的想法類型**上。請參考「引燃焦慮的想法側寫」P220，你可以從網路下載表格來填寫。舉例來說，如果你有完美主義傾向，留意想法中的「必須」和「應該」就很有用。當你告訴自己「必須」完成某事或某事「應該」按照某個計畫或時間表發生時，你就為自己設下了壓力和擔憂的圈套了——「必

須」和「應該」這些字眼會讓整件事看起來像個規則，只要表現不夠完美或事件不如預期開展，就會好像你違反了規則那般讓人不適。別的先不說，至少你可以**把「我應該……」替換成「我想要……」**。這樣一來，你就沒有創造出必須遵守的規則。相反的，你只是在表達一個目標或渴望，一個或許能、或許不能滿足的目標或渴望，而這是比較寬容、和善的想法。

。中斷思考並取代想法（因為你無法消除它們）

當人們努力改變想法時，他們經常抱怨自己無法擺脫負面的想法——這個常見的問題，主要源自於心智如何運作。研究證明，**試圖消除或平息想法並不是一個有效的方法。**舉例來說，如果你被要求不要去想粉紅大象，腦中一定會突然冒出粉紅大象的畫面，即使你一整天都沒想過粉紅大象——你愈是努力地不去想粉紅大象，你就愈有可能想到牠們。如果你有強迫傾向，大概就對這種模式不陌生：靠著不斷提醒自己不要想（卻因此想到）來消除想法，反而活化了儲存那個想法的迴路，使這個想法更為強烈。

對自己明確地說「停止」，或許可以成功地打斷想法，這個技巧名為「**思考中斷法**」（thought stopping）。然而，下一步更是關鍵，如果你用另一個想法**取代**這個想法，更有可能在心裡阻絕第一個想法。

假設你正在做園藝，不停地擔心自己隨時會遇到蛇，請對自己說「停止」，然後開始想著其他的事，例如收音機裡的一首歌、你準

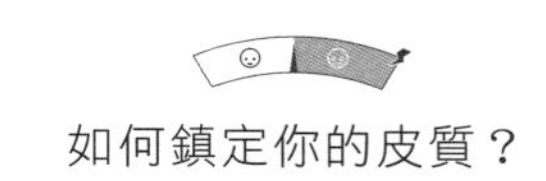

備種在花園裡的花名、你打算送心愛的人什麼生日禮物，基本上任何**迷人的事**都行，最好是**愉悅的事**——將誘發焦慮的想法取代成其他占據你心思的事，你就更有可能不再去想那個想法。

因此，**「不要消除，而是取而代之」**是對待引燃焦慮的想法之最佳作法。如果你注意到自己正在想「我處理不了這個情況」之類的事，請專心地用因應想法 P228 取代那個想法，像是「這個情況並不容易，但我還是能挺過去」。不斷對自己重複這樣的因應想法，你會增強更具適應性的思考方式，並且活化保護你免於焦慮的迴路。這需要做些練習，但你的新想法終將成為習慣。

。改變焦慮頻道

有些人強烈傾向於利用皮質產生焦慮，他們通常十分擅長想像恐怖的事件或想出負面的情節——事實上，出於這一個原因，很有創造力和想像力豐富的人有時候反而更容易感到焦慮，他們思考人生和想像事件的方式，往往會引起杏仁核的注意並誘發它做出反應。小題大作或以嚇唬自己的方式來利用右腦心像的人，就是典型的例子。

如果你有這樣的問題，可以把你的皮質想成有線電視，儘管有上百個頻道可以選，但你就是卡在焦慮頻道不轉臺。不幸的是，這似乎是你特別喜愛的那一臺。或許你太專注於具有引燃焦慮潛力的想法和意象而不自知，或許你察覺到這種關注，但跟這些想法爭辯就好像坐在電視前不斷跟電視裡的政治評論員爭辯你不同意的論點——跟你的想法爭辯，差不多就是這樣。你不會希望花太多時間跟自己的想法

爭辯，因為這樣很容易把注意力放在那裡，讓構成它們基礎的迴路愈來愈強。我們來看看瑞秋的案例：

瑞秋她最近有個工作面試。面試那天，她覺得進展得相當順利，但之後她開始重新回想自己的說法，想像這些話在面試人員耳中聽來像什麼。現在，每過一天，瑞秋就感到更加憂慮，她對自己能不能得到那個職位感到相當擔心。她變得意志消沉，開始擔憂自己可能得不到這份工作。她開始重複揣測自己面試的表現如何，變得愈來愈悲觀，也開始相信自己得不到這份工作——瑞秋正在看的絕對是焦慮頻道。

請注意，面試不是瑞秋真正的問題，她甚至不知道面試如何影響她被聘用的機會——焦慮頻道才是問題。如果瑞秋意識到這點，不再特別擔憂面試，而是開始尋找其他工作機會、為新的面試做準備，她會更有生產力。如果她想像未來的面試因為此次經驗而變得更好，那麼她的態度就會更積極正面，隨著瑞秋開始考慮未來面試的策略，她將發現自己不再鎖定焦慮頻道。

瑞秋改變頻道的方法是將注意力從過去切換到未來，但改變頻道的方法還有許多，有個方法是透過分散注意力，把注意力的焦點轉向完全不同之處。分散注意力可以非常有效地控管焦慮，例如：換個頻道把注意力放在不同的主題，而不是考慮即將看牙醫這件事的壓力。你可以專心地跟某個人聊天、想想這一週的菜單，或是跟小孩或寵物玩玩。把焦點放在其他活動或想法上來讓自己分心，可說是改變頻道的最簡單方法之一。

分散注意力的最佳作法之一是玩樂，太多焦慮的人被難以忍受的嚴肅掌控，因此很難放鬆心情、找找樂子。培養趣味感是不可或缺的，而且沒有必要等到你不焦慮了才愛玩，愛玩才能達到舒緩。玩玩遊戲、開開玩笑、做些蠢事，都是最佳的分心之道；幽默是因應生活挑戰的必需品。

利用分心改變頻道，可以立即降低某些情境中所帶來的焦慮。但除此之外，當你注意到自己過度關注引燃焦慮的想法時，你愈是故意把注意力轉到其他主題，你愈能增加新迴路的活動，並使專注於產生焦慮主題或意象的迴路活動減少。你最常使用的迴路會變得最強大，而你不去使用的迴路則會變得較弱，不太可能被活化。因此，你不只是降低焦慮一會兒，你重新串連了你的皮質。

◦用計畫取代擔憂

擔憂或許是最誘惑人的基於皮質的過程之一。那些很容易擔心的人，在考慮問題、顧慮或責任並投入時間預期潛在困難時，通常會覺得幫助很大。然而，一直專注在你的擔憂，結果整個人變得憂心不已，並且活化了你的杏仁核，這樣真的對事情有幫助嗎？

誠如第十章所述，一個人要陷入擔憂是件很容易的事，只要想像一個接著一個的負面事件，然後思考永無止境的可能反應就夠了。或許你老早就在為根本不必做準備的事情擔憂，浪費時間在決定如何應對可能永遠不會發生的想像事件。已有研究證明，**當人們持續想著負面事件時，他們會拉長對事件的情緒反應，讓負面情緒留得比原本該持續的時間更長。**

與其卡在擔憂或反覆思考，不如計畫一下吧！如果你預期有個情況真的會發生，那就想想可能的解決辦法，然後跳脫到其他想法上。這樣一來，如果狀況實際出現，你就可以落實你的計畫了。在此期間，你不需要一直不斷地想著它。

讓我們舉個例子來說明：

安的兒子喬伊即將過生日，她聽說她的阿姨珍妮思會來參加她兒子的生日派對。安回想起最近跟珍妮思曾發生的爭執，並擔心起她們會再一次發生爭執，於是她陷入了關於兩人可能發生衝突的想法，想像珍妮思可能提出的各種批評，並且考慮自己可以如何回應。她擔心珍妮思會在派對上跟別人說她什麼，於是開始想著該如何應對可能牽涉其中的人。

幸運的是，安以前曾經歷過這樣的過程，她意識到自己關於如何應付阿姨的擔憂，實際上只會產生更多焦慮而已——她認清自己的擔憂傾向讓可能根本不會發生的預期變成一個大事件。於是，她對自己說「停止」P230，並告訴自己：「我的計畫是為派對做準備。如果有這個必要，之後再來跟珍妮思打交道。」

派對當天，安的阿姨似乎只關心小小喬伊，她跟安的

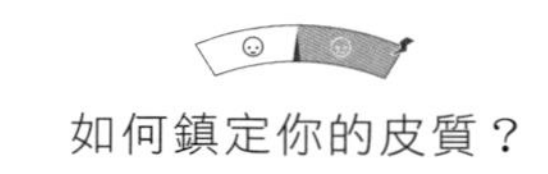

交談都圍繞在自己孩子的生活發生了什麼事情上。最後，安對自己擔憂傾向的認知，以及中斷擔憂並做計畫的決定，讓她省去了一場不必要的嚴重焦慮。

。考慮藥物治療

在你試圖改變你的想法時，某些藥物可能會有幫助。

誠如第八章的討論 P172，如果你正在服用苯二氮平類藥物，那你的大腦皮質就不太可能產生新的迴路，這點或許能解釋為什麼許多研究發現，治療效果最好的都是那些沒有服用這類藥物的人。相較之下，某些藥物（包括選擇性血清素再吸收抑制劑和血清素—正腎上腺素再吸收抑制劑）對於難以改變自己思考模式的人來說可能非常有幫助，因為這些藥物會促進新迴路的發展。

先前做園藝的比喻 P230 在此也派得上用場。服用選擇性血清素再吸收抑制劑和血清素—正腎上腺素再吸收抑制劑，就好比在花圃施肥、促進新生，你會看見更多的根、芽和樹枝。當然，你需要小心自己施了什麼肥料，因為雜草也會得到養分，甚至可能吸收得更快。

同樣的，重點在於仔細考慮你想增強哪些神經模式，以便最有效地使用選擇性血清素再吸收抑制劑或血清素—正腎上腺素再吸收抑制劑來進行治療。當你服用這些藥物時，你需要好好考量自己在教你的皮質什麼；在人們同時進行專門修改問題想法的治療時，這些藥物對改變思維過程的幫助最大。

如果你想更加了解各種抗焦慮藥物，以及它們何時有用或沒有用，你可以在網站http://www.newharbinger.com/31137找到這個主題的額外章節（關於如何存取的資訊請參見本書最後 P248）。

。留意右半腦皮質

如果右半腦是你焦慮的來源，重新串連你的皮質好讓你更常使用左半腦，這個方法可能幫得上忙。右半腦專攻負面情緒和逃避，而左半腦更專注於接近一個人感興趣的東西，因此提高左半腦的活動是有利的。**找出會吸引左半腦的活動**，像是看有趣的節目、閱讀發人深省的文章、玩遊戲和做運動，這些活動全都能削弱基於右半腦的反應性之優勢——**冥想** P142 也證實能提高左半腦的活動，稍後我們在討論正念 P237 時會處理這個主題。

另一種方法是，**刻意讓右半腦從事不相容於負面情緒狀態的活動**，聽聽令人振奮的音樂就是很好的例子。

對於不是音樂家的一般人來說，音樂主要是在大腦的右側處理（但學習演奏音樂，則會獲得更多的左半腦技術，像是左半腦所司職之分析、語言、邏輯等）。當你聆聽喜愛的音樂時，你正直接讓你的右半腦投入正向的情緒反應；你也可以考慮唱歌，這比說話更能活化右半腦。刻意使用音樂來改善你的情緒、提高你的精力和取代負面的思考，其實是種抵抗焦慮的絕妙方法。

正面的心像也可以讓右半腦從事不相容於焦慮的活動。當你運用想像力帶領自己前往愉悅的地方，像第六章所描述的那樣以精緻的感覺細節來想像 P138 時，你就是在運轉自己的右半腦。因此，請

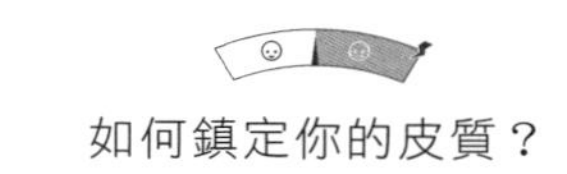

想像正面的景象，把右半腦能提供的視覺、聽覺、嗅覺和身體感覺全都用上，這將是擺脫焦慮的絕佳、便宜假期。

。使用正念的力量

的確，焦慮有能力劫持你的皮質、主宰你的意識覺察，並且接管你的生活，但如果你能找到方法用皮質來探查你的焦慮，**從遠處看看它而不是留在其中、受困於它的影響**，那又會怎麼樣呢？如果你能用皮質逃離焦慮，這樣焦慮就只是你曾擁有的經驗，那又會怎麼樣呢？正念這種基於皮質的技巧，完全可以做到這點。

正念是種古老方法，數千年來各式傳統都一直在實行。因此，它的定義和描述也有許多。精神科醫師傑弗瑞・布蘭特力（Jeffrey Brantley）對正念的描述是「**友善接納和深度覺察你的當前經驗**」，他在二〇〇七年出版的《放輕鬆：揮別壓力的正念減壓法》一書中，說明了正念覺察這個簡單技巧何以能戰勝焦慮。

我們對焦慮的自然反應是嘗試逃脫或控制它，或是因此身陷苦難，但正念給了你**另一條路可走**——源起於東方冥想修行的正念，其實是一種放開胸懷、接受自己一切感受的方法。

這個方法如心理學家史蒂芬・海斯所說：「正念地觀察『負面想法』不一定有負面作用。」你可以把這個方法想成訓練你的皮質能慈愛、耐心地觀察自己的焦慮反應，這非常像是付出關愛、容忍的父母觀察自己的孩子亂發脾氣，他們會密切注意行為的各個面向，並且保持深愛，不做任何反應，直到孩子冷靜下來。

本質上，正念意味著了解到**你真實擁有的只是當下**，練習用新的方法**觀察並棲身於這個時刻**：專注於容許、接納和全然覺察自己正在經歷的一切。

或許聽來很簡單，但這需要練習。你可以在生活中融入這樣的練習，你能將典型的日常經驗轉化成練習正念的機會，像是吃早餐、專心走路、聆聽後院的聲音，或是全神貫注於深呼吸練習。你很快就會發現，當你用心注意這些經驗時，它們有多麼不同；你也會領悟到，自己有多常陷在讓你無法真實體驗人生的想法當中。例如，有位女性自述，當她開始練習正念時，她意識到多年以來，原來自己未曾真正品嚐過早餐的滋味。當她養成以吃早餐作為用心展開新的一天的習慣之後，她發現自己為一整天定下非常不同的基調。

當你學會專注地用心觀察相當中性的日常經驗後，你可以將自己的覺察轉向你的焦慮。透過練習，你可以放鬆身體，訓練皮質採取不批判的態度，並對正在發生的事保持開放，**好讓自己扮演平和、超然的觀察者**，而不是正與焦慮及其症狀搏鬥的那個人。

▸練習・針對焦慮的正念方法 ++

下次你感到焦慮時，請找個安靜的地方練習正念。讓你的注意力集中在自己的身體經驗，讓自己對其他一切的覺察慢慢淡去。如果你的注意力飄移，只要再次回到身體的焦慮經驗就行了。

舉例來說，如果你感覺自己的腎上腺素激增，請細想

這種體驗，並單純地讓自己感受它：它有多麼強烈？身體的哪些部位受到影響？你有什麼樣的感覺？感覺如何隨時間改變？探究自己的身體，看看自己是否注意到焦慮的徵象：你在顫抖嗎？你的腿正試著動一動嗎？也要注意你有什麼衝動：或許是說些什麼或轉身離開。細細覺察這些衝動，但不要按照它們來行動，然後觀察在你觀察時它們究竟發生了什麼。同樣的，請注意自己心裡冒出來的想法，你不必分析它們，只要讓它們待在那裡就好。在做這些觀察的時候，請不要自我批判，只要觀察就好。請接受自己的焦慮是一個正常的過程；在它橫掃過你、隨著時間變化時，請讓自己體驗它，不要對抗或助長它——簡簡單單，只要觀察。

請試著花一個月的時間練習正念來應對焦慮，只要你有時間就注意你的焦慮，透過關注焦慮反應的不同成分，你可以進一步發展當焦慮來襲時利用正念的能力。例如，有時你可能選擇關注你的呼吸如何受到影響，有時關注你的心臟，有時關注你的想法等。當你採取這樣的方法時，請注意你焦慮的感覺如何改變。

接納你的焦慮經驗

在本書，你學到了基於杏仁核的反應一旦出現，皮質進行直接控制的方式就很有限——但事實真相是，**你毋須控制杏仁核的反應，只要使用正念來觀察它且不要陷入其中**。當你採取正念方法應對焦慮時，皮質就會放棄控制情境，並且單純地讓焦慮發生——**接納自己的經驗，就是焦慮的終極解藥**。

焦慮的力量多數來自不斷地想與它搏鬥、讓它停止，這就是它何以能對你的人生施加如此大的控制之原因。實際上，如果你在經歷焦慮時，知道它終將過去並加以接受，它會更快地離開你。請不要用恐懼反應讓它留下來——**焦慮的多數不適，主要出自與它爭鬥並試圖希望它離開**。或許聽來很奇怪，但當你放棄嘗試控制焦慮，反而更能真正地控制你的大腦。

研究顯示，練習正念和其他冥想形式的人，腦中其實發生了驚人的變化。除了可以降低他們當下的焦慮，他們還**經歷了皮質的持續改變**，使他們更能抵抗焦慮。

有正念經驗的人，其實並沒有改變杏仁核的反應，而是透過正念讓皮質脫離了杏仁核的反應——藉由正念，你可以訓練皮質以全新的方式應對焦慮。神經造影研究已經證明，皮質跟杏仁核直接連結的少數部分（腹內側前額葉皮質和前扣帶迴皮質），正是透過正念、冥想活化的皮質部分。這些研究結果指出，正念能幫助你重新串連那個跟平息焦慮緊密相連的皮質部分。

正念訓練的終極力量，在於它改變了皮質應對焦慮的方式——**讓正念成為你日常生活的一部分，就是利用它轉變焦慮的最佳方式**。我們十分建議你深入探索正念，坊間有許多好書和其他資源可以提供正念訓練，其中有些專門針對焦慮議題。

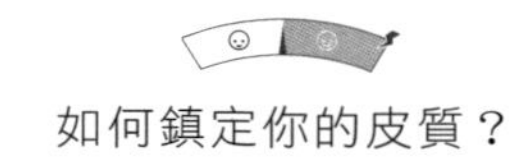

— 總结 —

在本章，我們說明了幫助你的皮質以新方式應對焦慮的幾種方法。隨著你使用這些方法重新串連你的皮質，你也愈來愈能活出你想要的人生。或許，最重要的是，你已知道除了減輕和預防焦慮，你還能利用正念幫助你的皮質接受焦慮——這些技巧全都有助於你過上更能面對焦慮的生活。最後一步是將你從書中學到的一切組裝起來，我們會在〈結論〉P242 幫助你做到這點。

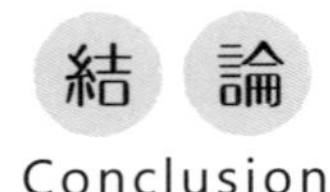

Conclusion

過上更能面對焦慮的生活

我們希望本書能讓你了解焦慮涉及的大腦歷程，並且知道你學到的資訊將幫助你過上你想要的生活。

了解焦慮如何在杏仁核中產生，並且釐清皮質途徑如何促成焦慮，將有助於你理解，你的焦慮不完全在你的意識控制範圍之內——你無法改變大腦被設計來產生焦慮經驗的這件事，不過，你可以學習如何因應焦慮。除此之外，已有許多研究證實大腦的神經可塑性，使重新串連大腦來改變焦慮經驗成為可能。

即便焦慮的某些面向超越了你意識的控制，但這並不表示焦慮一定會控制你的生活。**沒有人能過著完全沒有焦慮的人生**，但憑藉著兼用基於杏仁核與基於皮質的策略，我們全都可以縮減焦慮對生活的影響。

你對杏仁核的角色與皮質的影響有何新理解，其實是幫助你辨認焦慮來源的珍貴知識。你能利用這些訊息，專門針對潛藏在你焦慮之下的過程，透過設定實際可行的目標，對大腦做出長久且持續的改變。現在，你知道如何在皮質中製造新的連結，作法是練習新的思考和詮釋的方式，直到它們**成為習慣**。

此外，你也了解到正念和接納的力量及潛能。你知道如何重新串連你的杏仁核——只要提供新的經驗來刺激它形成新的連結就行了。雖然焦慮反應一旦啟動，要它停止便為時已晚，但你知道如何選擇基於杏仁核的策略來**限制它的影響**，也知道選擇哪些基於皮質的策略來幫助你**放掉控制它的渴望**。

從「放鬆」開始練習

本書中有這麼多的策略，或許現在你最想知道的是：該從何處著手？**專注地平息你的杏仁核，將是最好的開始，請你從練習「放鬆」開始**——學習緩慢呼吸和放鬆肌肉的技巧，以便關掉你的交感神經系統，並且活化你的副交感神經系統；你也可以利用正面心像、運動、睡眠和音樂來平息你的杏仁核。日復一日地重複練習放鬆的策略，可以降低你整體的焦慮程度，請將各種放鬆技巧融入你的日常生活，**直到放鬆成為你的第二天性**——這些方法都會讓杏仁核的日常功能發生迅速的改變。

接下來，如果有需要的話，請將你的注意力集中在基於皮質的策略。提醒自己引燃焦慮的想法有哪些類型且對你來說問題最大，並且利用第十一章描述到的方法來對抗這些想法。請練習**監控和修改你的想法**，直到你在多數情況下能以更有生產力和抵抗焦慮的方法進行思考。或許你還可以考慮，某些藥物是否能在此過程中提供幫助。

牢記對你而言重要的人生目標，或者不時地再看一次簡介最後的練習 P033，提醒自己你的目標或找出新的目標，然後密切注意焦慮使你無法追尋目標的情況有哪些。

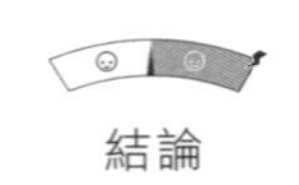

幫助你達成這些目標，是我們寫這本書的最終目的。

為了掌管你自己的人生，請在焦慮或強迫行為阻擋你目標的情境中找出焦慮所觸發因素，然後針對這些觸發因素進行暴露法，藉此降低焦慮所造成的限制與影響——對各個有問題的觸發情境使用暴露法，直到你感覺自己的恐懼降低，這意味著重新串連已經在你的杏仁核中發生了。

當你因為暴露練習而感受到壓力時，提醒自己為了讓杏仁核學習，你需要使它活化——除非經歷一些焦慮，否則你無法製造新的連結，你必須活化才能生成。當你開始對阻擋你目標的觸發因素感到不那麼焦慮時，你會感覺更能控制自己的生活。

重新串連大腦來減輕焦慮的過程是漸進的，你的大腦會逐漸適應你所提供的經驗和你培養的思考模式，它會建立新的迴路。雖然你可能經歷某些挫敗，但你會逐漸發現，隨著你使用這些策略，你掌控自己人生的能力也會跟著增進。

為了快速概述重點，我們提出以下的順序建議：

❶ 利用放鬆、睡眠和運動來降低交感神經系統的活化。
❷ 監控自己思索任何引燃焦慮的想法。
❸ 用因應想法取代引燃焦慮的想法。
❹ 確定你的人生目標，以及干擾這些目標的是什麼。
❺ 辨認干擾你目標的恐懼和焦慮有哪些觸發因素。
❻ 設計暴露練習，藉此修改杏仁核對這些觸發因素所做出的反應。
❼ 執行暴露練習，直到你注意到自己的焦慮和恐懼降低。

三個訣竅強化你的決心

雖然本書概述的方法看似負擔很大，但如果你把它分解成幾個步驟，便會發現它其實不難掌握。隨著每一步的進展，你會看到自己的進步，而這將帶給你很大的鼓勵。當你發現自己能利用第六章的策略放鬆時，你對如何控管自己的焦慮將感到更有信心；當你因為第十一章的方法體驗到有益的思考改變時，你將從中得到鼓舞；當你感受到暴露法如何降低你的焦慮時，你就愈來愈能克服自己的恐懼。

自始至終，重點都在於牢記「你的終極目標是重新串連你的大腦」，因此，每一步都請試著謹記你的腦中正在發生什麼。你使用的每個策略都在向你的大腦發送重要訊息，透過一再地重複，你的大腦終將適應。不要被持續練習的預想給嚇壞了！畢竟，從數學到運動，若想要在一個領域出類拔萃，那就一定得這樣練習並付出努力——你正在一步一步地接管自己的人生。想當然耳，過程中總會遇到一些挑戰，當你需要強化自己的決心時，以下指標或許能幫得上忙。

。儘管恐懼仍採取行動的你，很值得驕傲

面對恐懼並採取行動，說的比做的容易。然而，這正是轉化焦慮經驗和重新串連大腦所必需的。請記住，勇氣就是儘管恐懼仍選擇採取行動。

你已經從書中學到了許多有關焦慮的事——基於複雜的神經過程，焦慮是一種複雜、多面向的經驗。你遇到的某些人，對焦慮的了

解很可能不及於你現在知道的幾分之一，別讓他們的批判阻擋了你。你在午餐前所面臨的恐怖感受，或許比多數人一整年遭遇的還要多。生活中的其他人或許沒有意識到，對你而言，跑回本壘意味著得跑過六、七個壘包，而不單單只是四個，但若你領悟到這點，並好好表揚自己做了什麼，可能對你大有幫助。你的朋友或許並不知道，跟他們出去對你來說是一件耗盡心力的成就，而不是個輕鬆隨意的夜晚。**請認可自己在對付焦慮的同時能夠成就什麼，並且為此感到驕傲。**

。一天一天或一分鐘一分鐘地過日子

我們鼓勵你一天一天地過生活。在日常的練習中，這意味著**活在當下**，而不是把注意力放在擔憂未來或許會、或許不會發生的什麼。把注意力集中在此時此刻，你就可以省下心力用於眼前的任務。還有，為什麼你會想鎖定焦慮頻道不轉臺，再次經歷過去的壓力事件並想像嚇人的未來情節呢？如果你一直停留在焦慮頻道，你很可能錯失生命中一些最棒的體驗。

壓力來襲時，只要把注意力全都集中在一分鐘一分鐘地過，就能帶來極大的幫助。**有時候，我們能處理的只有度過某個特定時刻，而我們需要處理的也只是這樣**——一次專心因應一個情況，可說是再合理不過的事了。幸運的是，生命是一分鐘一分鐘地展開（實際上是一秒鐘一秒鐘地過），我們真正需要做的只有度過每一分鐘，特別是在迎戰焦慮的時候。有時，度過短短幾分鐘，本身就是一個成就——一分鐘一分鐘地過生活，有時可能比較容易對待人生。

◦ 專注正向

你的生活是由無數的多樣時刻所組成。如果你能學會讓大腦專注在正向經驗，並且細細品味它們，通常你會感到更加快樂。當滿是喜悅和美好的時刻來臨時，請融入它們，好好地把握這些經驗，培養趣味，珍惜所愛。最後，愛終能強過恐懼。

生活總會有挫敗，但它們往往只是你正在測試極限的徵象。船隻停泊在港灣當然安全，但它們不該一直留在那裡。如果你未曾經歷挫敗，你的抱負大概不會太高。無論如何，沒有必要沉湎於挫敗，只要你願意尋找，就一定找得到生命中的美好和愉悅——**請用心且有意識地體驗每一個快樂事件**，感受你從這些特殊時刻中獲得的欣喜。你如何聚焦想法，對你的大腦有非常強力的影響，請讓你的大腦專注於生命中正向、美好和喜悅的面向，你會因此更加快樂。

別介意你的焦慮

無論是你生來的大腦傾向於製造焦慮，還是因為生活經驗養出了焦慮問題，你都可以因應焦慮。就算你腦中的焦慮途徑被活化，你還是能利用本書的方法改變你的反應，隨著時間不斷練習，達到重新串連你焦慮的大腦之目的——關鍵是把焦點放在正向事物上，不要讓焦慮控制你。你在本書獲得的知識，全都可以幫助你更有效地控管焦慮，並且逐漸重新串連你的大腦來減少焦慮經驗。我們希望這趟旅程能帶給你慰藉、鼓勵和喜悅，你值得擁有這些！

附錄
Appendix

如何存取資訊頁？

本書還有一些額外的內容附件，只要三個簡單的步驟，便能存取免費附件：

❶ 上網站NewHarbinger.com登入帳號（或註冊一個新帳號）。
❷ 登入後，進到本書頁面：http://www.newharbinger.com/31137。
❸ 點選圖片下方的Download Free Tool。

就是這麼簡單！

健康Smile

88

健康Smile

88

健康Smile

88

健康Smile

88